認知症にならない
ストレスマネジメント

医師が実践する
脳ダメージを
はねのける方法

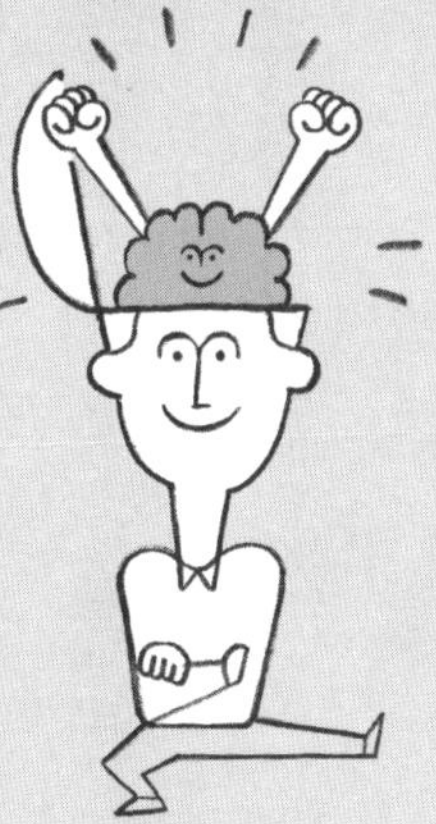

消化器外科医／
ヘルスコーチ
石黒成治

STRESS
MANAGEMENT

KADOKAWA

はじめに

「腸」の専門家が「脳」を語る時代

僕が医師になって最初に配属されたのは救急医療です。風邪や喘息をはじめとする呼吸器疾患から、急性の腹痛や外傷（ケガ）まで、さまざまな疾患の症例を経験しました。そして、想像以上に遭遇したのは脳血管障害です。

脳出血、脳梗塞、くも膜下出血などで、軽症の場合は、ちょっと頭痛がする程度ですが、急に意識を失って救急車で運び込まれるケースもありました。救急医療の発達によって、重症者がそのまま亡くなることは少なくなりました。頭部手術や呼吸器管理などを行い、なんとか一命を取り留めます。しかしその後、すべての脳機能障害が回復するわけではありません。懸命にリハビリを繰り返しても回復しない麻痺《まひ》や、時に自分が誰だか分からなくなってしまう見当識障害で社会に復帰することが困難な方、そして時には意識が戻らないまま人工呼吸器のサポートを受けながら心臓が動いている状態で生存する方も多数見てきました。

僕自身は、救命できたことはすばらしいことだと思いながらも、その後にどんなに高度な治療を行っても回復しない現実も多く見てしまった経験から、脳という臓器に関わることを避け、消化器外科の道に進みました。そのため、現在社会問題になっている「認知症」について考えることは、当時ありませんでした。

しかし、消化器外科医となって20年以上が経ち、予防医学を広めるヘルスコーチとして活動する現在では、人が本来持っている年齢相応の体の機能について考えることが多くなりました。人の脳は本来、健康寿命の限り社会生活を送ることができる機能を維持できるはずです。認知症とは、社会生活を送ることが著《いちじる》しく困難となるほど脳機能が低下している状態ですから、人の老化の観点からいえば異常事態です。

その異常事態が、今では日本人の65歳以上の5人に1人におこっている状況（P18）です。とかく医療業界は、認知症の治療をどうするかという点に注目しがちですが、同時にどうしたら認知症を予防できるかという社会的な介入を始めなければ、医療、介護の分野がパンクすることは目に見えています。残念ながらアルツハイマー病など認知症を引き起こす脳の疾患の原因は解明されておらず、発症する前になんとか食い止めようという動きは、医療業界にはまだ大きくおこっていません。

疫学的データや一部の介入試験の結果に示されているように、認知症は明らかに生活習慣病の一つです。すなわち、悪い食事、運動不足、睡眠不足、過度の飲酒、喫煙、慢性的なストレスなどが存在すると、認知症になるリスクは増大します。自分の身内や知人、そして患者さんで認知症になる人の共通点は何かを考えると、人生のどこかで長期間にわたるストレスを受け続けていた経験を持つ人が多く存在していました。

もちろんすべてのストレスが脳を障害するわけではありません。ちょっと人前で話すことや、試験を受ける直前の緊張などは、それが終わってしまえば脳に障害を与えることはありません。長期間ストレスを受け続けると、脳では遺伝子の発現に変化がおきます。その変化は一度おこってしまうと後戻りすることができず、その後の脳の機能を大きく変えてしまいます。ストレスを受けた直後の脳神経は、ストレスを受ける前の脳神経とはわずかですが構造が異なったものになります。そしてさらにストレスを受けると、さらなる強い脳の反応性の変化、脳神経構造の変化を引きおこし、最終的に永続的なダメージを脳に残すことになります。

また、必ずしも長期のストレスを受けたら脳がダメージを受けるというわけではありません。ストレスに対して耐える能力（レジリエンス）が強い人はダメージが少なく、耐える能力が弱い人はダメージを受けやすくなります。そしてこのストレスに耐えるレジリエンスは、ストレスそのものに適応する能力を高めることによって、後天的にトレーニングすることができます。脳のダメージは慢性炎症によっておこりますが、その慢性炎症をおこすのは僕たちの免疫細胞です。免疫細胞が適切に働くことが、過度な脳の老化を防ぐことになります。

免疫細胞がおこす慢性炎症を抑えるためには、免疫細胞がもっとも集まる腸内環境を改善することが必要です。現代医療では「腸と脳には直接的なつながりが存在すること」が「腸脳相関」と呼ばれ、常識とされています。腸に炎症がある人は脳にも炎症が起きやすくなることから、いかに長期的に良い腸内環境を維持できるかが脳のトラブルを回避することにつながります。腸内環境改善のためには、食事だけ変えればよいのではなく、運動不足やストレスにさらされ続けるような生活習慣全般を見直す必要があります。この事実によって、本来脳の専門家ではない腸の医師が、脳の健康に関して語ったとしても決して不思議なことではないことを理解してもらえると思います。

どんなストレスにも負けない脳のレジリエンスを高めるために僕たちが行うべき具体的な行動は何か？　腸の医師から見た、脳機能の悪化を防ぎ、認知症を改善する方法について本書を学習してイメージしていただければ幸いです。

石黒成治

CONTENTS

はじめに 002

1章 ストレスが認知症を作る

65歳以上の5人に1人が認知症になる 018
「認知症になる運命」を受け入れたいですか？ 019
物忘れと認知症の違い 020
認知症の運命を決める遺伝子 022
認知症になるリスクは減らせる 025
認知症が発症するしくみ 028
脳内のごみを減らす機能（マイトファジー）が低下 032

慢性ストレスが体を破壊していく 035
ストレスによる認知症は70歳未満からおこる 038
ストレスに立ち向かう強さ＝レジリエンス 041
ストレスを受けにくくする「エピジェネティクス」 044

2章 ストレスを感じやすい人、感じにくい人の特徴

ストレス耐性に差が出る3つのポイント 048
世界は悪くなっているか、良くなっているか 050
ストレスか、チャレンジか 053
マインドセット（物の見方）は変えられる 055

硬直マインドセットと成長マインドセット 059
「ぐるぐる思考」は脳神経にダメージを与える 063
腸内環境が悪い人はクヨクヨしやすい 067
善玉菌を増やすとストレスに強くなる 070

3章 僕自身が実践してきた「脳のストレス」をはねのける方法

腸内環境を改善する 076
「他人は変えられない」と割り切る 079
カーッとしたら、「感情をラベリング」する 082
深呼吸して、冷静になってから決断する 087

立場にとらわれず、素直に学ぶ 090
楽観的な「色眼鏡」をかけてみる 093
「ちょっと不慣れな」「初めての」体験をする 096
ニュースを見すぎない 102
自分の本当にやりたいことを見つける 104

4章

運動が「脳の老化」を防ぐ

歩くことが認知症の予防になる 110
年を重ねても歩くスピードを維持する 112
運動すると血流が増え、認知機能が改善する 115

運動をしている人のほうが「脳の体積」が大きい　118
運動すると筋肉から「脳活性物質」が出る　120
運動が脳に直接栄養を送り込む　124
毎日1～2分の「縄跳び」のすすめ　127
毎日2分からの「筋力トレーニング」　130
①プッシュアップ（大胸筋）　133
②スクワット（大臀筋、大腿四頭筋）　134
③グッドモーニング（背筋）　135
④スタンディングニートゥーエルボー（腹筋）　136
⑤伸脚運動（下半身全般、内転筋ストレッチ）　137
⑥ジャンピングジャック（全身筋肉）　138
年齢とともに「筋肉にサシ」が入る　140
運動することのストレス改善効果　143

5章

認知症を予防する生活習慣

加工食品をやめる 148
認知症の少ない地域(ブルーゾーン)の食習慣をまねる 151
脳機能改善が期待できる食材 155
Ⓐ 銀杏の葉 155
Ⓑ カカオ(ココア、チョコレート) 156
Ⓒ MCTオイル 156
Ⓓ ウコン(ターメリック) 157
Ⓔ ブルーベリー 158
Ⓕ オリーブオイル 159
Ⓖ ニンニク 160

Ⓗ ショウガ 161
Ⓘ 緑茶 162
Ⓙ 卵 163
善玉菌の好物を食べると認知症を防げる 166
「食べない時間」を1日の中で作る 169
「瞑想」が認知機能を改善 173
口腔ケアで「歯周病」を防ぐ 176
サウナでデトックス 179
脳機能を改善するサプリメント 182
Ⓐ フェルラ酸 183
Ⓑ ビタミンD 184
Ⓒ ローズマリーオイル 185
日常生活の中で行う簡単な脳トレ 186
Ⓐ 指を動かす 186

Ⓑ クロスワードパズル 188
Ⓒ ジャグリング 189
Ⓓ カラオケ 191
認知症を防ぐ方法まとめ 196
おわりに 198

本書中の主な医学データに関する参考資料は以下のURLよりPDFをダウンロードして閲覧いただけます。このサービスは2024年4月時点のものです。予告なく終了する場合がありますのであらかじめご了承ください。

URL: https://kdq.jp/6VKMh

ID: stress_mgmt

PW: DrIshiguro_1

1
章

ストレスが認知症を作る

65歳以上の5人に1人が認知症になる

認知症になりたくないと考えている人は多いと思います。現在どれくらいの人が認知症と診断されているか知っていますか？

2017年の厚生労働省の「高齢社会白書」によると、2012年は認知症患者数が全国で約460万人、高齢者人口の15%という割合でした。2020年には約602万人となり、**2025年には約675万人（有病率18・5%）と、65歳以上の5人に1人が認知症になる**と予想されています。実際新型コロナウイルス感染症の影響で、外出ができない、リハビリができない高齢者が増加していたため、実数はもっと多いと予想されます。そしてさらに単調に増加していくと予想され、いずれ4人に1人、3人に1人になっていく未来が想定されています。

これまで認知症に対しては、認知症と診断されてからいかに対応するか？に焦点が当てられてきました。しかしいったん認知症と診断された人が、薬で劇的に回復するというケースを見たことがありません。認知症の随伴症状である暴言・暴力が多少抑えられることはありますが、いったん発症した認知症は、時間が経つにつれて症状が悪化していきます。認知症と診断されてからでは回復の見込みがないことをもっと真剣に今から考えておく必要があります。

「認知症になる運命」を受け入れたいですか？

認知症になることが本当に運命だとするなら、その運命を受け入れる覚悟を持たなくてはなりません。それは認知症になる20％のなかに自分が入るのか？という恐怖を覚えながら年齢を重ねていくということです。でも本当にそのように何かにおびえながら、年をとりたいですか？

僕はそのような選択はしません。なぜならば、**現在ではさまざまな研究から認知症**

を予防する方法、認知症の発症を遅らせる方法が導き出されているからです。その方法を日々実践して人生を送っていくほうが、心配の中、時間を重ねていくよりも有意義だと思いませんか？

物忘れと認知症の違い

「あの俳優さんの名前が思い出せない」「あれっ？　鍵どこに置いたっけ？」「あっしまった！　約束していたのを忘れてた！」。最近物忘れが多くなったなと感じたとき、ふと「ひょっとして認知症なんじゃないかな？」と心配になることはありませんか？記憶していたはずのものを忘れるということは、認知症の初発症状の可能性ももちろんありますが、一般的な物忘れとは大きく異なります。

年齢に伴ってしばしば感じられる思い出せないという感覚は、問題のない物忘れです。思い出せないのはその行動や出来事の一部分だけです。何かヒントを与えられたり、何かの拍子に思い出すことができます。それに対して認知症に伴う物忘れは、その行動や出来事そのものを忘れてしまいます。例えば、単なる物忘れでは、昼食に何を食べたか思い出せなくても昼食を食べたことは忘れてはいません。しかし認知症による物忘れでは、昼食を食べたことそのものを忘れてしまいます。食べたという行動を記憶することができないために、その行動そのものを忘れてしまうのです。記憶を再生する能力が衰えている単なる物忘れの状態とは大きく異なります。**認知症では、記銘力（新しいことを覚える力）が低下するので、昔のことは覚えていても近時記憶（数分〜数週間の間の記憶）をすることができません。**

実際は、「あれっ？　思い出せない」と心配になっている人は、現時点では認知症の発症の心配はありません。それは出来事の一部を忘れているため、忘れている部分を思い出せないという認識があるからです。**認知症での物忘れでは、全体を忘れてし**

まっているので、そうした本人の自覚はありません。そして周囲から見ておかしいと思うことがどんどん増えてきます。同じことを何度も言ったり、聞いたり、しまい忘れたり置き忘れたりすることが増え、いつも探し物をするようになったり、話のつじつまが合わない、自宅近所で迷子になるなどと日常生活・社会生活にも影響が出てきます。

いったん認知症と診断できるぐらい脳機能の衰えが発症すると、そこからは徐々に進行していき、最終的には、怒りっぽくなったり、意欲がなくなるなど、人格が変わってしまいます。現時点での**物忘れが将来の認知症へのサインなのかどうかは、その時点では分かりません。そのため忘れっぽいなと思ったときから、脳機能を低下させない行動を取っていく必要**があります。

認知症の運命を決める遺伝子

認知症を引きおこす原因で、もっとも多いのはアルツハイマー病です。アルツハイマー病とは、脳神経細胞が変性していき、記憶や思考そして日常の行動に問題が生じてくる脳の病気です。典型的には60歳を超えてさまざまな症状が出現してくることが多いですが、それより若く発症する人も稀《まれ》ではありません。記憶障害は最初の徴候であることが多く、物をなくしたり、おかしな場所に置き忘れる、迷子になるなどの症状が出現します。アルツハイマー病はゆっくり進行し、家族が認識できなくなったり、着替えなどができなくなったり、最後はさまざまな身体機能の低下に伴って衰弱し、寝たきりになるといった経過をたどります。

アルツハイマー病になりやすい人かどうかは遺伝的に診断できます。その中でも**APOE遺伝子**は、もっとも信頼が置けるマーカーです。APOE遺伝子は、アポリポタンパク質という分子の合成に関係します。アポリポタンパク質は、コレステロールの輸送や脂質の代謝に関連するタンパク質です（J Hum Genet.2023）。アポリポタンパク質には遺伝子によって決まる3つのタイプ（ε2、ε3、ε4）があり、それぞれの組み合わせで合計6つの種類が存在します。ε4を持っていると、アルツハイマー病の危険因子であることが分かっており、日本人にもっとも多いε3／ε3の組み合わせに比べて、ε3／ε4、ε4／ε4はそれぞれ5・6倍、33・1倍リスクが高いことが分かっています（JAMA.1997）。

APOEタンパク質では、ε3とε4とではわずか1個のアミノ酸配置の違いで、全く違う機能を示すものになります（J Biol Chem.1981）。では、もしあなたがε4の遺伝子を持っていたとしたら、わずか1つのアミノ酸の違いだけで認知症になる運命なのでしょうか？　以前は、人の病気はすべて遺伝子が決めているという考えが主流でした。例えばがんの研究では、人の遺伝子をすべて解読できれば、がんを克服できると信じ研究が行われましたが、実際はがん遺伝子を持っていてもすべての人ががんになるわけではありません。

何か別の因子がそのがん遺伝子を刺激することによって初めてその遺伝子ががん遺伝子として働き始めるということが理解されるようになってきました。その遺伝子が実際に働くかどうかをコントロールするシステムが人には備わっており、エピジェネティクスと呼びます（エピ＝上、ジェネティクス＝遺伝子、すなわち遺伝子をコントロールするという意味）。ε4を作る**遺伝子をコントロールするエピジェネティクスを働かせることができれば、リスク遺伝子を持っていても過剰に恐れる必要はないということです。**

認知症になるリスクは減らせる

細胞の核の中には遺伝子というマニュアルが収納されています。そのマニュアルはタンパク質の設計図で、それを基にさまざまなタンパク質が作りだされています。体の機能を調節するホルモンや体内のさまざまな化学反応に不可欠な酵素、化学物質や刺激を受け取るレセプター（受容体）などのすべての生命現象はタンパク質を中心に行われます。すなわち細胞の働きは作りだすタンパク質によって決まりますので、細胞の機能の中心はタンパク質合成にあるといっても過言ではありません。タンパク質はアミノ酸をつなげて作られますが、このアミノ酸の微妙な違いがタンパク質の違い、そして生体機能の違いを作りだします。

タンパク質のマニュアルである遺伝子を実際に作るか作らないかは別の因子で調整されています。遺伝子を読み取るためにはプロモーターという領域が機能する必要があります。このプロモーター領域のDNAに「**メチル化**」という過程がおこると、APOE遺伝子の発現が抑えられることが分かっています（Aging Cell.2015）。

このDNAメチル化は近年さまざまな生活スタイルや環境によって影響を受けることが分かってきました（Clin Transl Med.2022）。食事、運動、飲酒、喫煙などをスコア化して健康的なライフスタイルを送っている人と不健康なライフスタイルを送っている人を比較したデータでは、肥満を引きおこす可能性のある遺伝子が発現しないようにするメチル化は、健康的なライフスタイルを持つ被験者のほうによりおこっていることが示されています。これは**僕たちが持っている遺伝子をどのような生活を送るのかによってコントロールできる可能性を示唆します。**

実際、これまでも疾患を引きおこす可能性の高い遺伝子を持っていても必ずしも疾患を引きおこさない例は示されています。例えば、家族性大腸腺腫症と呼ばれる大腸に無数のポリープを作り、大腸がんを引きおこす遺伝的疾患があります。APCというがん抑制遺伝子に異常がおこりがんを引きおこしますが、がんを引きおこす人はAPC遺伝子のメチル化に異常を認めています（Gastroenterol Hepatol Bed Bench.2017）。

しかしAPC遺伝子に異常が存在しても、メチル化に異常がなければ、ポリープは99個以下のケースでがんの発生率も低率になっていました（Proc Natl Acad Sci U S

A.2002)。たとえ認知症リスクの高いε4を作るAPOE遺伝子を持っていたとしても、メチル化をうまく働かせてその遺伝子の機能をオフすることができれば、発症を恐れる必要はありません。そのためには食事、運動、睡眠などの生活スタイルを健康的なものに変える必要があります。そしてこの生活スタイルの変化には、ストレスに対するマネジメントも含まれます（Epigenetics.2018）。

認知症が発症するしくみ

アルツハイマー病では脳内の神経細胞にさまざまな変化がおこっています。正常な老化現象でも、ある程度脳神経細胞の数は減少しますが、大量に失われるということはありません。それに対して**アルツハイマー病では多くの脳神経細胞が機能停止して、広範囲の神経細胞数の減少がおこります**。神経細胞は、**樹状突起**と呼ばれる突起状の構造と**軸索**と呼ばれる長いコードのような構造物を持ちます。隣の神経細胞への情報の伝達は長い軸索を通じて行い、受け手の神経細胞の樹状突起に伝達します。この細胞同士が情報伝達を行う場所を**シナプス**といいます。アルツハイマー病の進行によっておこってくる最初の変化はシナプスの消失、すなわち細胞同士のつながりがなくなってしまうことによる情報伝達の低下です。

シナプスでは、軸索の末端から樹状突起にかけて神経伝達物質と呼ばれる分子の受け渡しを行い、その物質の種類と量で情報を伝達します。アルツハイマー病の初期には軸索の末端に存在する**シナプトフィジン**と呼ばれるタンパク質が減少します。このシナプトフィジンの減少は、認知症と診断される前の**軽度認知障害**（ＭＣＩ）の状態の人の25％にすでに認められていると報告されています（Science.2002）。**シナプス前の軸索での障害が進むにつれて、次の細胞の樹状突起に情報が伝わらなくなり、シナプスのつながりがどんどん減少していきます。**

神経細胞内には、Ｔａｕ（タウ）と呼ばれる軸索の働きを制御するタンパク質があります。アルツハイマー病が進行すると、異常なＴａｕタンパク質が出現し、最終的には神経細胞内で線維化し、もつれた状態で固まりを形成します。このような異常Ｔａｕタンパク質は、神経細胞のミトコンドリア機能を障害し、細胞にダメージを与え続けます（Ageing Res Rev.2021）。**異常Ｔａｕタンパク質**の蓄積量は、アルツハイマー病における脳神経細胞の変性と認知機能低下の強い指標となっています（Cold Spring Harb Perspect Biol.2012）。

脳内には脳神経細胞だけではなくアストロサイトやミクログリアといった免疫細胞が存在し、脳内のゴミを取り除き、脳神経細胞を健康に保つ手助けをしています。アルツハイマー病の進行につれて、脳内には異常な別の物質もたまり始めます。シナプスの働きに重要なＡＰＰというタンパク質を切断して作られる物質にアミロイドβというものがあります。**アミロイドβ**にはさまざまな種類がありますが、そのうちのいくつかは分解されずに脳内に残ってしまい固まりを作るものが存在します。シナプ

認知症の頭の中でおこっていること

神経細胞（ニューロン）

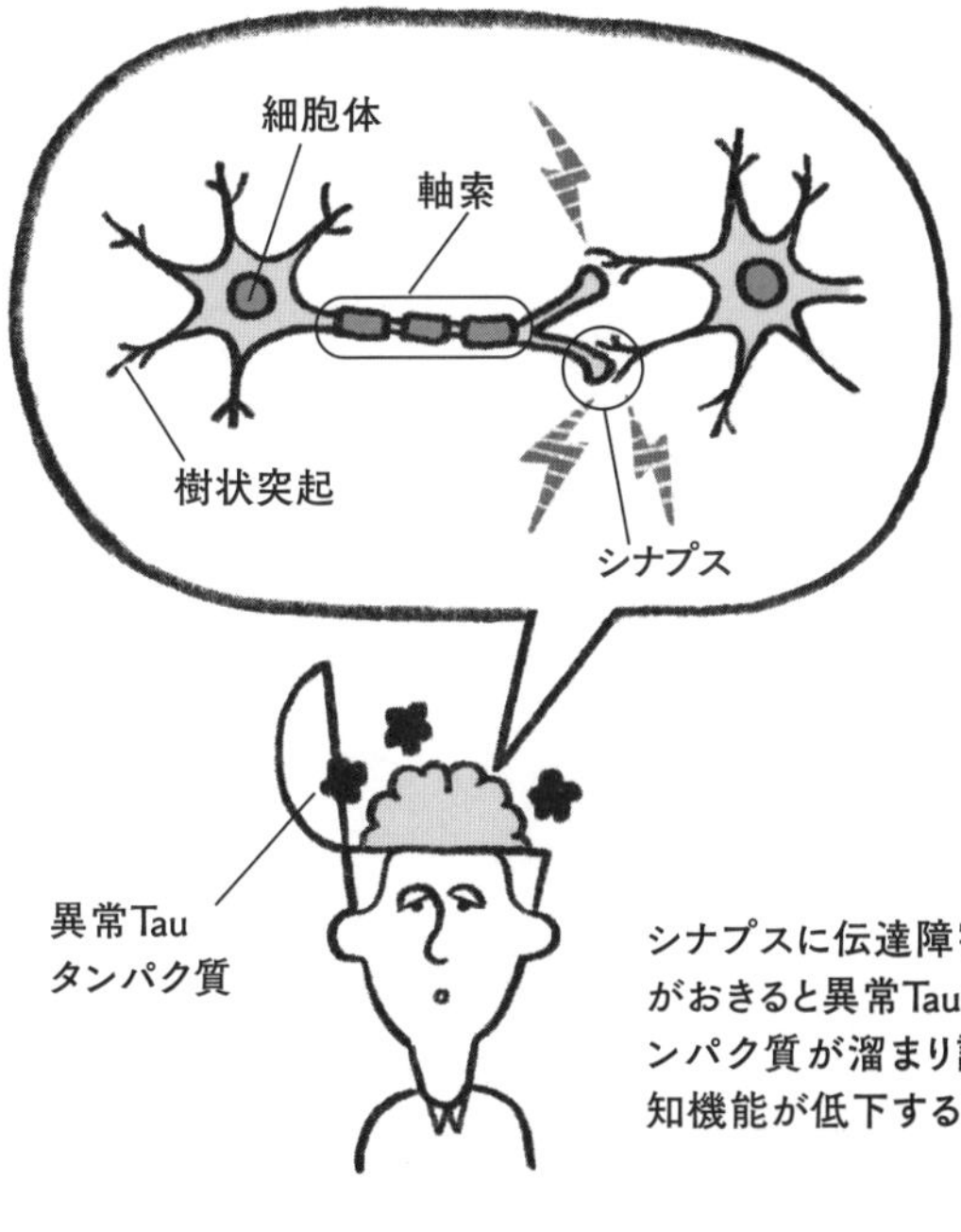

シナプスに伝達障害がおきると異常Tauタンパク質が溜まり認知機能が低下する

ス周囲でその固まりができると、シナプスの情報伝達が阻害されてしまいます。この固まりは大きくなると実際に顕微鏡で**「老人斑」と呼ばれる脳内のシミ**として観察されます。老人斑がたまると、アストロサイトやミクログリアが活性化して炎症をおこし、神経細胞にダメージを与えることにつながります。これらの細胞が適切に働いてくれなければ、脳内の掃除ができなくなり、さらに老人斑がたまるという負のスパイラルに陥《おちい》り、病態はどんどん進行していきます。

脳内のごみを減らす機能（マイトファジー）が低下

細胞内のエネルギーは、ミトコンドリアという工場で作られます。脳神経細胞内のミトコンドリアは、脳神経細胞内で作られたあと、軸索や樹状突起に運ばれて、そこでエネルギーを供給します。そのエネルギーを使って神経細胞はシナプスでの神経伝達物質を介した情報のやりとりや新たなシナプスの形成などを行います（EMBO

Rep.2020)。脳内にたまったアミロイドβやＴａｕタンパク質はこのミトコンドリアの機能を障害し始めます。

シナプスにおけるミトコンドリアの障害は、神経伝達ができなくなることを意味し、最終的には認知機能の障害に進行していくことになります。ミトコンドリアでエネルギーを産生する際には同時にフリーラジカルが発生しています。このフリーラジカルは放置するとＤＮＡや細胞内の構造物を壊してしまいます。本来細胞内には、グルタチオンなどの抗酸化物質が素早くフリーラジカルを処理するという防御システムが整えられています（ACS Omega.2022)。血液中のグルタチオン濃度の低下はアルツハイマー病やＭＣＩの患者で認められていることから、**フリーラジカルのストレスをうまく処理できないことが、神経細胞の変性に多大な影響を与えている**ことが想定されます（Antioxidants (Basel).2021)。

細胞が苦境に陥ったり、細胞のＤＮＡに損傷があると**「アポトーシス」と呼ばれ**

る「細胞の自殺スイッチ」が入ります。このアポトーシスという現象はミトコンドリアのコントロールで開始されます。ミトコンドリアに障害が生じると、そのスイッチがうまくコントロールされずに細胞死が加速していくことになります（Curr Pharm Des.20111）。

本来であれば、損傷したミトコンドリアは細胞内から除去されます。**この細胞内の処理を「マイトファジー」といいます**。マイトファジーによってミトコンドリアの新陳代謝が細胞内で絶えずおこっています。しかし、アルツハイマー病を発症している人の脳細胞内では、機能不全に陥ったミトコンドリアが大量に蓄積していることが分かっています（Hum Mol Genet.2015）。すなわち**マイトファジーの低下**もアルツハイマー病の進行に大いに影響を与えています（Nat Neurosci.2019）。マイトファジーを増強する薬剤を使用すると、動物実験ではミクログリアが活発になり、アミロイドβ処理能力が上がり、細胞内のＴａｕタンパク質の増加を抑制し、記憶障害の改善を認めています。これらのことから、グルタチオンによるフリーラジカルの処理や傷ついたミトコンドリアの処理ができなくなることにより細胞障害が進行していくことが、アルツハイマー病進行の原因といえます。

慢性ストレスが体を破壊していく

細胞内のエネルギー発電所であるミトコンドリアの障害が認知症の引き金になることは理解できたと思います。**ミトコンドリアに障害を与えるものの一つとして忘れてはいけないものがストレスです。**最新の研究では、ミトコンドリアがストレスのターゲット組織であることが示されています（Psychosom Med.2018）。またストレスに対する体の反応が、ミトコンドリアによる反応が起点となり全身に影響を与える可能性が示されており、ストレスとミトコンドリアには切っても切れない関係があります。

ストレスという単語には負のイメージがありますが、実際にはさまざまな概念が交ざっています。僕たちは何かストレスを受けたと感じるとき、心拍数が上がり、消化が遅くなり、視野が狭くなり、呼吸が速くなり、筋肉が緊張して体がこわばったりします。この反応は自律神経である交感神経が興奮した状態であり、体内ではストレスホルモンであるコルチゾールや、カテコールアミンが駆け巡っています。

このシステムは太古の時代から人に備わっている反応で「闘争・逃走反応」として認識されています。**すなわち敵に出会ったときに戦う、もしくは逃げるために体に力がみなぎるように反応するメカニズムです。**

ただし、この反応はあくまで限定的な時間にだけ働き、脅威が去ったら速やかに元の状態に戻るためにリラクゼーション反応がおこります。もう一つの自律神経である副交感神経系が働き、体のバランスを取り戻す設計になっています。この短期間のストレスとストレス反応であれば、体にダメージを与えることはありません。人間の体には、急性のストレスに適応して体の恒常性を維持するしくみが備わっているからです。このしくみを「**アロスタシス**」（Allostasis）と呼びます。しかしこのストレス反応が四六時中おきた場合、すなわち慢性的に嫌なことを我慢し続けた場合はどうなるでしょうか？

ストレス反応を繰り返すことによって、次第にストレス解消後でもストレス反応が長引いたり、新たなストレス反応を引きおこすなど、体に負荷がかかるようになってきます。この負荷を「**アロスタティック負荷**」（**allostatic load**）と呼ぶようになりました（Neuropsychopharmacology.2000）。アロスタティック負荷の状態を見ていくとその反応は、炎症反応や、ブドウ糖や脂肪酸の代謝マーカー、ミトコンドリア代謝の障害のマーカーと一致しています（Psychosom Med.2017）。心理的なストレスが繰り返されることで、ミトコンドリアの機能不全をおこし、心肺、代謝、免疫、神経分泌などの経路を通じて体に変化を与えていくのです。

ストレスによる認知症は70歳未満からおこる

持続的にストレスを受けることにより認知症が増加することは、研究が長期間に及ぶためなかなか証明することが難しいですが、それを示唆する研究があります(Brain.2010)。スウェーデンで、１９６８〜69年に38歳から60歳の女性１４６２人を対象として、１９７４〜75年、１９８０〜81年、１９９２〜93年、２０００〜03年に４回にわたってストレス頻度と認知症の割合を調査しました。医師から仕事、健康、家庭の状況などについて心理ストレスの問診を受け、その程度をストレスなし、以前ストレスあり、時々ストレスあり、恒常的ストレスありと分類しました。35年間の追跡期間中に１６１人が認知症を発症しました。１９６８〜69年、１９７４〜75年、１９８０〜81年の調査で恒常的にストレスを抱えていた人は認知症を発症する割合が高いという結果でした。特に**複数回（2〜3回）恒常的にストレスがあると答えた人は、ストレスがないと答えた人に比べて認知症リスクは2・08倍という結果**でした。

調査開始から12年間において、頻回にストレスを受けていた人が明らかに将来認知症を発症するリスクが高くなるという結果は、**繰り返し受けるストレスが脳にダメージを蓄積していく**ことを示します。70歳未満で発症する早期認知症の割合も検討していますが、早期に認知症をおこす人もまた頻回のストレスを恒常的に受けていることが示されています。この研究ではストレスイベントの重大さについては検討されていませんが、たまにおこった大きなストレス（5年間で1回程度）や、思い出した以前のストレスでは将来の認知症のリスクは上昇させていません。たとえ程度が軽くても、常にストレスを感じている場合、それが長期間にわたる場合は、脳に不可逆的なダメージを与え、将来認知症を発症させやすくなります。**心理的ストレスによって恒常的に上昇したストレスホルモンであるコルチゾールは、記憶の中枢である海馬を萎縮させます**（CNS Neurol Disord Drug Targets.2006）。

慢性ストレスがストレスホルモン値を上昇させ海馬を委縮させる

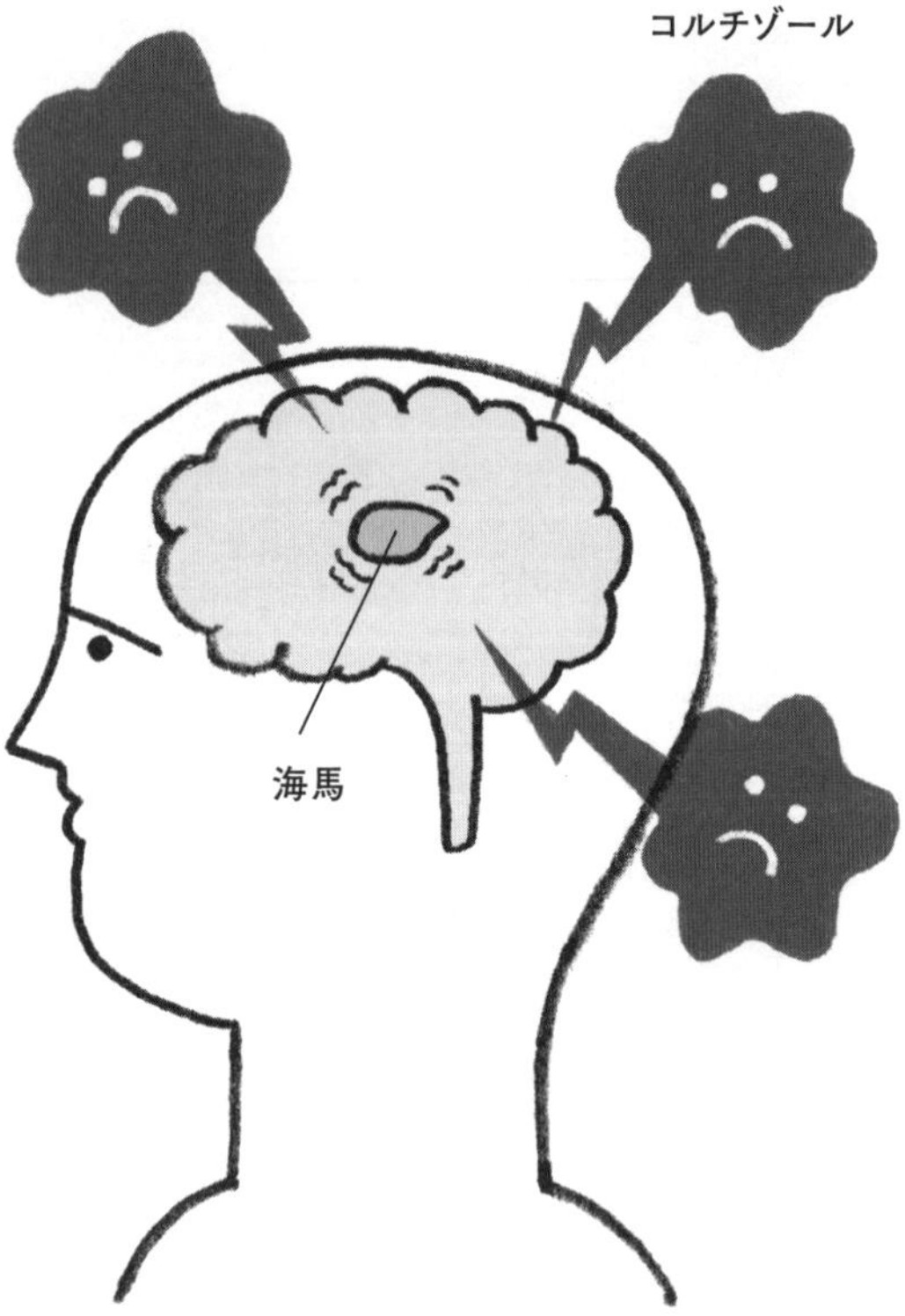

認知症発症のかなり前に長期的に受けたストレスが、後に認知症の引き金になることは別の研究でも示されています。小児期における虐待や機能不全に陥った家族との生活による「逆境的小児期体験（ACE）」をしている人は、晩年に認知症になるリスクが高くなります（Am J Geriatr Psychiatry.2017）。どの年代においても、長期間にわたるストレスに対して適切に対処できていない期間を作ることが将来的な認知症につながってくるため、どのようにストレスに向き合うべきかを知っておく必要があります。

ストレスに立ち向かう強さ＝レジリエンス

同じように陰惨な出来事に出合ったとしても、誰もが一様にダメージを受けるわけではありません。同じ出来事に出合っても、同じようにストレスを受けるような場面に立ち合っても、全く意に介さずに日常を送る人もいれば、ストレスで人に会ったり外出したりすることができなくなる人もいます。またそのダメージからの立ち直りの期間も人それぞれです。このようにストレスに対する耐える力というものには個人差があります。「はじめに」でも少しふれましたが、**逆境やトラウマ、大きな脅威に直面しても、うまく適応できる能力のことをレジリエンス（resilience）と呼びます**（Harv Rev Psychiatry.2018）。レジリエンスの高い人は、たとえ大きなストレスに出合ってもそれをうまく受け流し、体のストレス反応を鎮静させることができます。

すべての人がストレスの多い出来事を経験し、人生のどこかでトラウマになるような出来事にさらされます。よって、レジリエンスをどのように発達させ、高めることができるかを理解することは、将来の認知症だけでなく、うつ病や心的外傷後ストレス障害（PTSD）などの精神疾患に至るストレス反応を緩和することにもつながります。**レジリエンスの強さに関しては遺伝的な要素も存在します。神経ペプチドY**（NPY）は脳の神経伝達物質の一つで、ストレスに直面した際の防御反応を促進する、すなわちレジリエンスを促進する物質です（Expert Opin Ther Targets.2011）。

神経ペプチドYの遺伝的な型によってストレスに対する反応（コルチゾールの分泌など）が大きく異なることが分かっており、ストレスに対しての影響には遺伝的な要素も存在します（J Am Coll Cardiol.2012）。その他にもコルチゾールに対する感受性や、カテコールアミンを代謝する酵素の遺伝的違いでもレジリエンスの強さに影響を与えます（Front Behav Neurosci.2013）。

そうなると、ストレスに対する強さやメンタルの強さというのは生まれつきのもので、ストレスを受けた結果を自分でコントロールすることはできないのか？と思ってしまうかもしれません。しかしその答えは明確に「Ｎｏ」です。実は、**ストレスコントロールに関連する遺伝子を、後天的にコントロールすることができます**（Lancet Psychiatry.2021）。

ストレスを受けにくくする「エピジェネティクス」

もしあなたがストレスに弱い遺伝子を持っていたとしても、その遺伝子の影響を受ける物質（タンパク質）が必ずしも作られるとは限りません。遺伝子の実際の発現には、**食事、運動、心理的トラウマを含むさまざまな環境因子で調整することが可能である**ことが分かっています。この遺伝子発現の調整は、ＡＰＯＥ遺伝子のところ（Ｐ23）でもお話しした「**エピジェネティクス**」（epigenetics）です（Lancet Psychiatry.2021）。どんなにストレスに弱い遺伝子を受け継いだとしても、それが発現していなければ問題ないわけですから、いかにストレスに強くなる環境を準備するかが重要となります。

実際にうつ病、不安障害などの精神疾患の患者とレジリエンスが高いと推定される人ではストレス調節、神経伝達に関連するさまざまな遺伝子で差が認められています（Dialogues Clin Neurosci.2019）。ある研究では神経細胞の成長や再生を促す物質である

「脳由来神経栄養因子」（ＢＤＮＦ）の変化によって、うつ病や不安症のリスクが上昇することが示されています（Mol Psychiatry.2009 19153574）。

ＢＤＮＦはレジリエンスにも影響を与える分子で、うつ病の人ではＢＤＮＦを作る遺伝子にエピジェネティクスな変化がおこっていることが示されます（Transl Psychiatry.2015）。ＢＤＮＦが上昇すれば、脳神経は再生し、お互いに密に連絡を取り合い脳神経細胞は活性化されます。認知症患者ではＢＤＮＦの低下を認めているように、**現在ではＢＤＮＦは認知症予防における鍵となる因子の一つと考えられています**（Front Neurosci.2022）。

エピジェネティクスをコントロールすることが、レジリエンスに関連するタンパク質の発現をコントロールし、脳神経のストレス反応を軽減し、結果的に将来の認知症を予防することにつながります。

エピジェネティクスに影響を与える環境因子は、食事、運動、睡眠、そしてストレ

スです。ストレス反応に関連する遺伝子、レジリエンスに関連する遺伝子がストレスによってさらに悪影響を受けて、どんどんレジリエンスを下げていくことになります。レジリエンスを高めるためには、ストレスを受けにくくする心の対策も重要となります。

2

章

ストレスを感じやすい人、感じにくい人の特徴

ストレス耐性に差が出る3つのポイント

僕自身は小さな頃からいろいろなことを心配していました。なかなか仲の良い友人ができないことや、将来貧乏になったらどうしようとか、がんになったらどうしようとか、小学生、中学生、高校生、大学生になってからも、いつも定期的に同じ悩みを持っていました。医学部に入って医師になってからも、人間関係、お金、そして健康の悩みは、ほんの少し悩みの形が変わっただけでいつも同じでした。

「医師になると給料もいいから、お金の必要を考える必要なんてないのでは？」と思われるかもしれません。ですが実際の医師の給料は、労働時間が長いことに対する対価という側面が強く、多くの医師はそれほどたくさんの給料をもらっているという実感はありません。また僕のように「がんセンター」にレジデントとして5年も勤務していると、その時期は同年代の医師の4分の1ぐらいの給与ですから、結局お金に関することを考えないということはありませんでした。また健康についても、祖父や父ががんで亡くなったために一番の懸念であった「がんにならない方法があるのか？」という疑問が、がんセンターに行っても解決しなかったことから、結局小さいときからの悩みは何一つ解決されることなく40年以上を過ごしていました。

しかし今は、健康のことも、お金のことも、人間関係のことでも、悩む時間はありません。実際には、ほんのちょっとしたうまくいかないことは日々おこっていますが、悩むという行動を取ることがありません。なぜ僕自身がそのようになったのかをお伝えすることが、おそらく多くの人にとってのストレス対処法のヒントになるのではないかと思います。

現在まで多くの健康スクールの生徒さんとお話をしてきた経験から、悩みからすぐに解放される人となかなか特定の悩みから抜け出せない人がいることが分かります。悩みからすぐに解放される人となかなか解放されない人の違いは3点あります。**1つ**

目は「マインドセット」の違い、2つ目は「思考の執着のクセ」の違い、3つ目は「腸内環境」の違いです。それらが少しずつ変わっていくことにより、悩みが軽くなっていく経過を見てきました。もちろん僕自身の悩みが徐々に少なくなったのも、これらの3点が変わったからだと思います。

世界は悪くなっているか、良くなっているか

今後、世の中はどのようになっていくと思いますか？　世界的に貧富の差がどんどん激しくなり、テロも戦争もおこり、日本もかつての活気を失い、若者の自殺が増え、老後は破産のリスクが高くなり、世の中はかつてに比べて、どんどん悪くなっていると考える人が多いかもしれません。

でもその一方で、スマホが発達し、情報がいつでもどこでも得られるようになり、いつでもSNSで交信できるし、食事の出前やタクシーもスマホからいつでも呼ぶ

ことができる、明日どこかに行こうと思い立てば、飛行機の予約もホテルの予約もすぐにできてしまう、そのうち車も自動運転になって、宅配もドローンで届けられるようになる、そんな風に世の中はどんどん良くなっていると考える人もいるわけです。

どちらの人も同じ時間をすごし、同じ物を見ているはずです。しかし考えていることは全く逆です。コップに入った半分の水を見て、半分しか水が入っていないと注目するのか、半分も入っていると注目するのかでは印象が大きく変わります。このような視点の違いを生み出す原因は何かというと、**物事は変わらないという考え方を基本にもっているか、物事はどんどん成長するという考え方をもっているかの違いです。**どんな困難なことがあっても、今は大変だけどいずれは良くなるだろうと思えるかどうかでストレスがかかる時間、そしてストレスの総量が変わることは想像に難くありません。

ストレスフルな出来事がおこったとき、それに対する受け取り方は生まれつきのも

コップの水があることに注目する人とないほうに注目する人

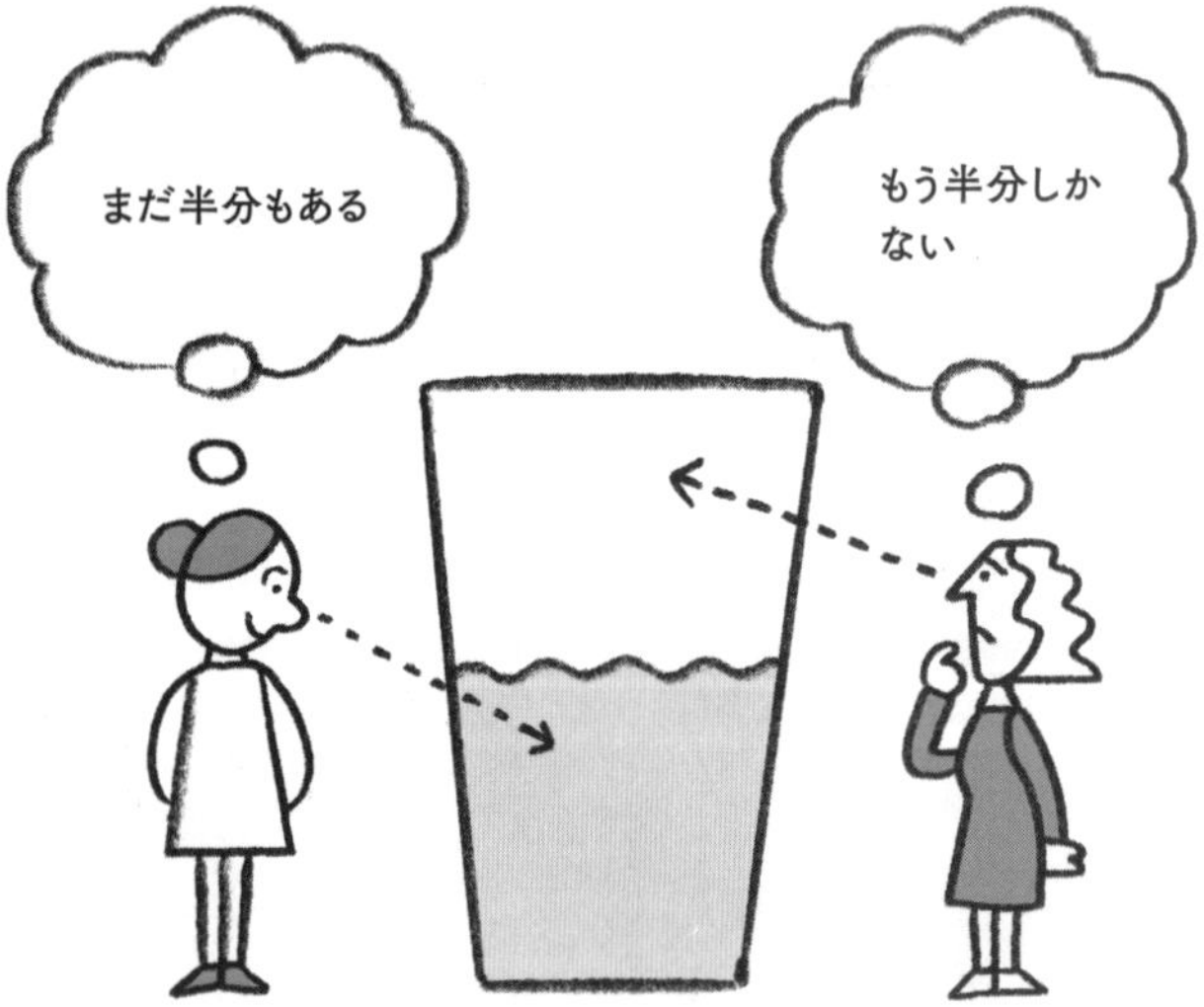

のではなく後天的なもので、今からでも変えることができます。同じ現象を見てもどこをどのように見るかを変えていくことはトレーニングで変えることができるのです。そのためにはストレスという**単語のイメージをネガティブなものからポジティブなものに変えていく作業を行っていく必要があります。**

ストレスか、チャレンジか

ストレスという単語に対するイメージをどう捉えるかによって、体に対する反応が変わってきます。「ストレスって、みんな嫌なものと思っているんじゃないの？」と考えるかもしれませんが、全員がそのように考えているわけでも、またその嫌と思う程度にも個人差があります。**ストレスは、個人が自分の対処能力を上回る周囲からの要求であると評価したとき、その状況を自分にとっての脅威と見なした結果おこります。**ストレスがかかったとき、体の中でおこる変化は、心拍効率が低下し、ホルモン反応が亢進し、否定的な感情が生まれ、認知パフォーマンスが低下します（Anxiety Stress Coping.2017）。それに対して**自分にはその困難な環境での要求を満たす十分な資源があると認識しているとき、ストレスではなくチャレンジとなります**。チャレンジであると考えた場合の体の中でおこる変化は、心拍効率が上昇し、成長に関連するホルモンが反応し、逆に認知パフォーマンスが上昇します。

「マインドセット」（mindset）とは、個人が受けてきた教育や経験などから形成される「価値観や先入観、信念、物事の見方」のことをいいます。マインドセットは生まれながらにして持つ性格ももちろん影響しますが、多くは後天的に、無意識に形成されていきます。ストレスに対するマインドセットも、ストレスを良いものとみなす「**ストレス善人マインドセット**」とストレスを悪いものとみなす「**ストレス悪人マインドセット**」に分けられます（J Pers Soc Psychol.2013）。

マインドセットは無意識に形成されていきますが、あるものに対する好きや嫌いという感情は理屈では説明できません。ストレスに対しても同じで、その感情や体の反応は無意識でおこるので、急に「ストレスが良いものである」といわれても困惑するはずです。自分の内部におこっている感情はマインドセットの結果おこるということ、そしてマインドセットを変えることができれば、感情やそれに伴う体の反応を変えられるということをまず認識してほしいと思います。

マインドセット(物の見方)は変えられる

ストレスに対するマインドセットを変えることができるかを見た研究があります(J Pers Soc Psychol.2013)。大手国際金融機関の従業員に対して、健康、パフォーマンス、学習/成長の3つの異なる領域におけるストレスの影響を示す3種類のビデオを見てもらいます。ビデオの長さは1本あたり約3分で2~3日間隔で電子メールで配信し、1週間かけて動画を見てもらうという方法をとりました。その動画はストレス=善とするビデオ、もしくはストレス＝悪とするビデオのいずれかになっています。

例えば、人はストレスを受けることによって「より筋肉が増強したり、免疫が上がる」というビデオを片方では見るのに対して、もう一方ではストレスが心臓病、糖尿病、薬物乱用の原因になるというビデオを見ます。その動画を見た結果のストレスに対する考え方、およびそれに付随する普段のメンタルの状態、仕事のパフォーマンスが上昇するかについて調査を行います。

事前に取っておいたストレスに対する印象と比較して、「ストレス＝善」とするビデオを1週間視聴したあとは、ストレスに対する印象が改善していました。「ストレス＝悪」とするビデオを見たあとでは、視聴前に比べてストレスを悪いものと捉える考え方が強化されていました。そして驚くことに、「ストレス＝善」とするビデオを見た群の人は、不安やうつ状態が改善されるなどメンタルヘルスの向上を認めるとともに、仕事のパフォーマンスが上がったと自覚していました。

たった1週間の間に3本の短編ビデオを見るだけで、ストレスに対する考え方を容易に変えるだけでなく、メンタルヘルスの改善を認めたということは驚きです。この研究のように選択的な情報に触れることでマインドセットを変えることができることは他の研究でも示されています（Eur J Soc Psychol.2009）。

ストレスは良いものという考え方を持つ人は、ストレスの根底にある目標や要求を達成するのに役立つ行動を取るようになり、それによってより良い結果や関係性を生み出すようになります。このマインドセットを持つことで、コルチゾールなどのストレスホルモンの感受性が高すぎる人でもストレスに対して過剰に反応しにくくなります（J Pers Soc Psychol.2013）。この研究では単に合計10分未満のビデオという限られた介入のみですので、その効果は一時的であることが十分想定されます。その後も繰り返しどのような情報にふれるのか、ポジティブな情報を受け続ける環境を維持することもまた効果を持続させるためには重要な要素です。

肯定的に捉えるとストレスが減る

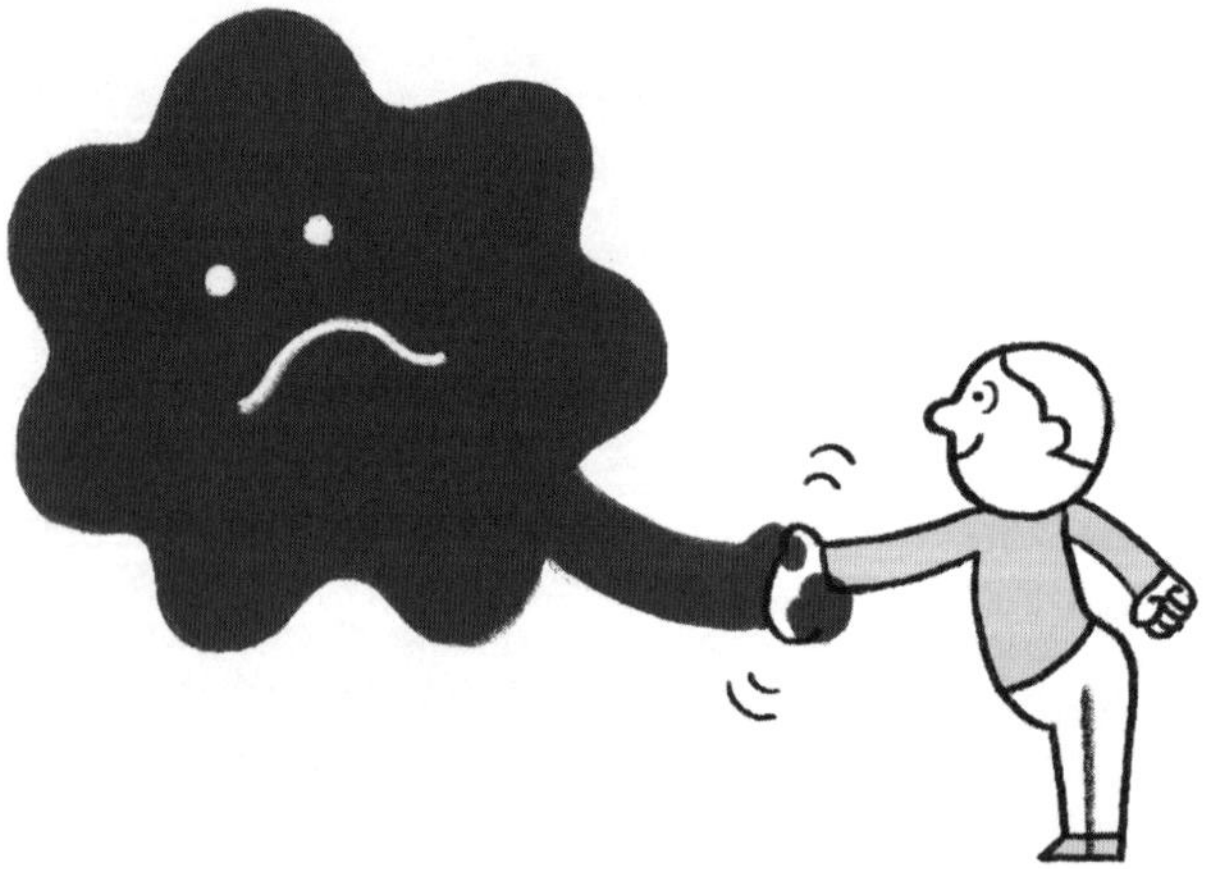

迷ったときにポジティブなフィードバックを受けられるようなコーチやカウンセラーをつけるか、常にポジティブな考え方をする人の近くにいる環境を整えることによって、今までの自分が無意識にもっていたストレスに対する考え方を変え、体の反応を変えていくことができます。ストレスを受けやすいと感じている人は、**自分が嫌だなと感じることや怒りを感じることは、「この状態を克服することが、自分にとっていい結果をもたらすことになるということを無意識に知らせてくれているサイン」**だと捉えるようにしてください。

硬直マインドセットと成長マインドセット

ストレスから回復する力、レジリエンスを高めるためにはこのマインドセットの傾向を変える必要があります。スタンフォード大学の心理学者のキャロル・ドウェックは１９９０年代後半に失敗に対する学校の生徒の態度に関心を持ちました。ある生徒が立ち直る一方で、他の生徒が小さな挫折に打ちのめされてしまう違いはなんであろうかと研究し、一つの結論に達しました。経験や努力によって成長できる、自分は向上できると考えている生徒は失敗からの立ち直りが早く、彼らの持つ考え方を「**成長マインドセット**」（Growth mindset）と名付けました。それに対して、生まれつきの知能がなければ、決して頭が良くなることはないと考えてしまう生徒は失敗からの立ち直りが遅く、この考え方を「**硬直マインドセット**」（Fixed mindset）と名付けました（Perspect Psychol Sci.2019）。

成長マインドセットの持ち主はストレスを感じる出来事に出合っても、少々なら我慢できるし、これはチャレンジだと思うことができますが、硬直マインドセットの人は、やらないほうがいい、あきらめよう、私には向いていないし、できないものはできない、と考えます。**成長マインドセットの人は失敗してもそこから何かを学び取ればいいと考えるのに対して、硬直マインドセットの人は、失敗をしたらおしまいだと**

無意識に考えているために失敗をしないように何も行動しなくなることが多くなります。どちらのマインドセットを基準としてもっているかによってストレスに対する反応は大きく変わります。

このマインドセットによる体が感じる違いは、特に「DHEA」（デヒドロエピアンドロステロン）というホルモンの差となって現れることが示されています。DHEAはコルチゾールと同じくストレスに反応して副腎から分泌されるホルモンです。先述しましたが、コルチゾールは、体の主要なストレスホルモンであるのに対して、DHEAはストレスの働きを和らげるストレス拮抗《きっこう》ホルモンです（Front Psychiatry.2021）。ストレスの急性期ではコルチゾールとともにDHEAも上昇します。コルチゾールは老化の要因ともいわれる活性酸素を発生させますが（J Cell Biochem.20178）、DHEAはこの活性酸素によるダメージから細胞を守ります（Aging Dis.2022）。

しかし慢性のストレス下では、コルチゾールに比べてDHEAのほうが分泌量が低下していき、その細胞保護作用が発揮されなくなっていきます（PLoS One.2013）。そのため慢性のストレスが続くとコルチゾール／ＤＨＥＡの値は増加していきます。人の脳の研究では、このコルチゾール／ＤＨＥＡ比の値が高い人ほどアルツハイマー病で初めに萎縮する脳組織である海馬の萎縮が進行していることが示されています。

そしてこのＤＨＥＡの分泌の低下はマインドセットによって大きく変わることも示されています（Anxiety Stress Coping.2017）。大学生に模擬面接を実施し、ストレスは自身の力に変わるというビデオ、もしくはストレスは有害であるというビデオのいずれかを3分間視聴してもらい、ストレスに対するマインドセットを誘導します。そして20分間の面接を受けたあとに血液を摂取しました。ストレスは良いものだと認識して面接に望むと、面接後のＤＨＥＡ値は上昇しているのに対して、ストレスは悪いものだと感じて面接を受けた場合は、ＤＨＥＡは全く分泌されていませんでした。たかだか3分のビデオを見ただけでも、ストレスに対する体の反応をコントロールすることが可能であるということです。逆にイライラしたり、不安になると、脳神経を守る物質が出なくなってしまいます。年齢にかかわらず、この挑戦を乗り切ると状況は**今からもっと良くなるという「思考のクセ」を普段から身につけておくことが、ストレスから脳細胞を守るすべになるのです。**

「ぐるぐる思考」は脳神経にダメージを与える

日常の悩みから解放されるために考えるべき2つ目の点は、「思考の執着のクセ」を把握するということです。

悲観的な思考は、今からどんどん悪くなっていくのではないかという思考とともに、その思考をいつも考えてしまう、いつも気がついたら浮かんでしまうという思考に対する執着を認めることが多いです。**固定してしまった考えが、いつまでもつきまとってしまう状態を「反芻《はんすう》思考」、通称「ぐるぐる思考」**と呼びます（Front Psychiatry.2021）。

「もっとこうすれば良かった」「どうしてあんなこと言ってしまったんだろう」などとネガティブに考えてしまうため、自分を責めたり落ち込んだりして気分が滅入ってしまいます。

反芻思考は、否定的な考えが絶えず浮かんでくることが多く、そのためさらなる別の症状を引きおこします。その代表的なものは「痛み」です。**反芻思考を繰り返すことで痛みを感じやすくなる傾向が示されています**（Innov Clin Neurosci.2012）。１６２人の腰痛患者と１００人の線維筋痛症患者（原因不明の疼痛症）で痛みとの関連を検討しました。実際の疼痛の程度は別の検査方法で評価しておきます。この痛みが止まってほしいということばかり考える、痛みが消えるかどうかいつも気にしてしまうなどの反芻思考を持つ人ほど、実際の客観的に測定した痛みの程度よりも疼痛の程度を強く感じてしまうことが示されています（Pain.2002）。いつも痛みのことを考えてしまうために、ストレスを解消することができず、うつ病などに発展する例も存在します

(Behav Res Ther.2020)。

繰り返しおこる否定的な反芻思考を止めることは難しいとされ、どのように治療すべきか、どのような治療が有効かが模索されています。反芻思考が原因で、日常生活が送れないような状態なら、認知行動療法と呼ばれる、専門的なカウンセラーや医師による治療が行われます（J Med Internet Res.2019）。しかし多くの方は心配な考えが繰り返し浮かんでくるものの、そこまでの程度ではないはずです。

さまざまな思考状態の脳波を調べてみると、人が生きているときの脳活動には3つのパターンが存在します。何かに集中しているときの脳波、何かに気づいたときの脳波、そして特に何も考えていないときの脳波で、それぞれ異なります（Neurosci Biobehav Rev.2018）。特別何かに注意が向いているのではなくぼんやりとしているときにおこりやすい脳の活動を「**デフォルトモード・ネットワーク**」（ＤＭＮ）と呼びます。

反芻思考に陥ると
抜け出せなくなる

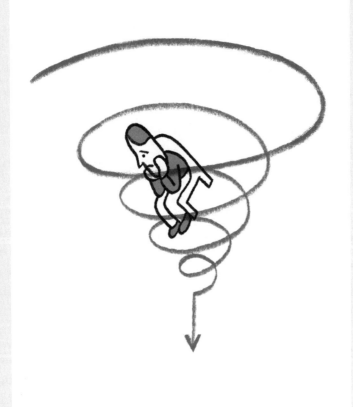

反芻思考をするタイミングは、特定のものに意識を集中していないデフォルトモード・ネットワークの状態の脳におこります。特に批判される言葉を聞かされたあとにおこる脳のデフォルトモード・ネットワークの活性化が、反芻思考との関連が強いことが示されています（Soc Cogn Affect Neurosci.2023）。反芻思考から抜け出るにはデフォルトモード・ネットワークの脳にアプローチすることがヒントになりそうです。

腸内環境が悪い人はクヨクヨしやすい

悩みから解放されにくい人の3つ目の特徴は、「腸内環境が良くない」ことがあげられます。

日本人は昔から腹の状態が気持ちや脳の状態に関連することに気づいていました。「はらわたが煮えくりかえる」とは激しい怒りをこらえることができないさまを指しますが、「はらわた」は漢字では「腸」と書きます。怒りという感情が、腸が沸騰すると表現するなんてすごい感性だなと思います。他の表現として、怒りに関しては「腹が立つ」、陰険で意地が悪いことを「腹黒い」、辛い、苦しいことの程度がはなはだしいときは「断腸の思い」など、昔から日本では腸には心があると考えられてきたため、感情に関連する言葉が腹を用いて表現されています。英語の表現でも同様のものがあり、「直感」を意味する単語はgut feelingです。gut＝腸ですので、直感＝腸感と欧米人も認識していることになります。とはいえ腸の状態と気持ちに関連がある、すなわち「腸内環境が悪いと悩みやすくなる」といわれてもあまりピンとこないかもしれませんが、この事実は最近の研究で明らかになってきています。

食生活の変化、ストレス、抗生物質などの影響を受けると、腸内細菌の生理機能が変化します。腸内細菌は腸内でさまざまな生理活性物質、神経伝達物質、脳に影響を与えるアミノ酸を産生していますが、直接または自律神経を介して脳にシグナルを送っています。さらに**腸内細菌の変化は、腸から細菌や毒素などが入り込まないよう**

にするための「腸のバリア機能」、脳に安易に血液中の物質を入れないようにするための「脳のバリア機能」をともに壊してしまいます（Front Microbiol.2020）。その結果、腸からさまざまな炎症を引きおこす物質が血液内に流入することにより、免疫細胞が活性化して、炎症性物質が大量に体内に産生されます。

体内に生じた炎症性物質は脳のバリア機能も越えて脳内に流入するため、脳も炎症状態が引きおこされます。不安やうつなどの精神症状の原因は脳の慢性炎症と関連があることが示されていますが（Transl Psychiatry.2023）、この脳内炎症は腸の炎症からも誘導されます。不安症の患者の腸内細菌を調査した研究では、腸内細菌の多様性が低く、特に腸の炎症を抑える作用のある短鎖脂肪酸を産生する菌種の割合が低下していることが示されています（Gut Microbes.2021）。

同様にうつ病を発症している患者でも腸内細菌の多様性の低下、真菌のカンジダ・アルビカンスの増加を認めており、腸内細菌の乱れと精神症状の関係性は、多くの研究で確認されています（Brain Behav.2020）。

善玉菌を増やすとストレスに強くなる

ストレスにさらされてもうまく適応する能力である「レジリエンス」と腸内細菌叢（腸内フローラ）の関連が研究されています（Int J Biol Sci.2023）。うつ病や不安症の患者で関連が認められたように、腸内細菌叢の乱れがストレスフルな出来事に対する心理、感情、認知のコントロールに深く関わっていることを示す研究が増加しています。**ストレスを受けると腸内細菌の組成に多大な影響を与える**ことが示されています（Front Microbiol.2020）が、逆もまた真なりで腸内細菌の乱れを認めている方がストレスに弱いということもいえるのです。

腸内細菌にアプローチすることによりストレスに対するレジリエンスを変化させることができることを示す研究を紹介します（Physiol Behav.2020）。過去6カ月以上にわたり日常生活においてストレスレベルが高い19歳から35歳の男女に対して、乳酸菌サプリメント（Lactiplantibacillus plantarum）のカプセルを投与する群と、見た目は同じであるが中身に乳酸菌が入っていないカプセル（プラセボ）を4週間投与する群に分けました。人前でスピーチをしたり、算数の課題を実行するなどの急性のストレスを与え、ストレスホルモンであるコルチゾールやその他のストレス関連物質を測定するために唾液と血液を採取しました。この研究では研究参加者が70人と少なかったため統計処理を行っても明らかな差は示されていませんが、ストレステスト後のコルチゾールの値は乳酸菌サプリメントを投与されている人のほうが一貫して低い値を示します。ベースラインの値に戻るまで乳酸菌群は約30分であるのに対して、プラセボ群では60分かかっています。被検者自身の当日のストレスレベルによって結果が変わる可能性があるため、テスト当日にストレスを抱えていないと答えた人のみで検討したところ、テスト10分後のコルチゾール値は乳酸菌群のほうが低く、ストレスに動じない傾向が示されています。

プロバイオティクス（善玉菌）の投与によって、ストレス反応に対するダメージを

善玉菌の投与によってストレスが減る

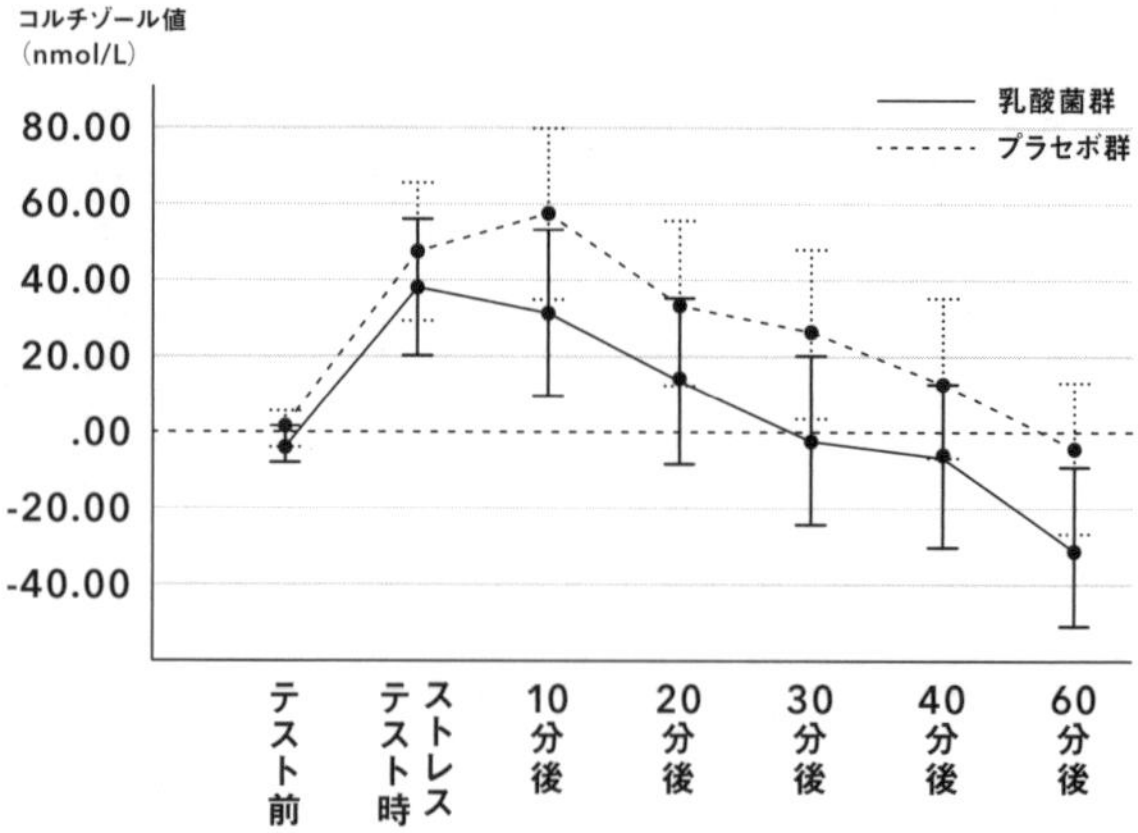

（Physiol Behav. 2020）

下げることができるか、現在多くの動物実験が行われています。

善玉菌の一つ、ラクトバチルス・ヘルベティクス（Lactobacillus helveticus）と、ビフィドバクテリウム・ロンガム（Bifidobacterium longum）を単独で、もしくは組み合わせて事前に投与しておいたマウスに、ストレス刺激である痛みを加えても、ストレスホルモンの上昇が抑えられることが示されています（J Neurogastroenterol Motil. 2018）。

この研究では、1種類よりも2種類のプロバイオティクスを投与するほうが、よりストレス耐性が強まっていることが示されており、腸内細菌の複雑な相互関係がストレスに対する反応を決めていることになります。どのような腸内環境がストレス耐性にベストかについては、さらなる研究が進んでいますが、少なくとも、**僕たちは腸内環境を健全に保つことがストレスに対する抵抗力につながり、将来の認知症を予防していく上で重要な鍵であることは認識しておく必要があります。**

3章

僕自身が実践してきた「脳のストレス」をはねのける方法

腸内環境を改善する

大学病院に勤めていたときはいつもストレスにさらされていたと思います。毎日の手術の緊張感、手術後の患者さんの容態、学生や若手医師に対する指導、学会発表や論文執筆などの締め切りなどが、いつもいつも頭の中をぐるぐる回っていて、ストレスを受け続けていました。しかし実際には日常においてストレスというものを定量的に測定する方法などありません。代わりにさまざまな身体症状や精神症状という形で表に現れてきます。僕の場合は体の疲れが抜けないとか、異常に入眠までの時間が短いとか、顔や背中、頭皮の発疹などがいつも出ているなどでした。「術後の人が、大きなトラブルになるのではないか？」という考えや、「金銭や人間関係の不安」や「自分はがんになるのでは？」という心配が急に頭の中に浮かんだり、いつもイライラしていたので、何か気に入らないことがあると声を荒らげるようなことも珍しくありませんでした。当時は思考が硬直しており、自分の考えが常に正しい、それ以外の正解はあり得ないと思っていました。ほんの些細《ささい》なことであっても、自分の行動や言動に対する反発と受け取ると、相手を打ち負かすまで徹底的に言葉で論破していました。

今にしてみると、当時の僕は相当嫌な人と思われていたに違いありません。ですが、現在では自分でもびっくりするくらい温厚だと思いますし、家族からも「変わったね」と言われます。これは意識的に変えようと思ったわけではありません。**5年ぐらいかけて、自然に穏やかな考え方をする思考になっていきました**。特別なカウンセリングを受けたり、自己啓発の書籍に出合ったわけではなく、健康的なライフスタイルを送るようになってから、自然と変わっていきました。前述したようにストレスに対する反応は、腸内環境の影響を多分に受けます。大学病院勤務時代の僕の食生活は、チョコレートなどのお菓子、揚げ物やサンドイッチばかりを食べる状態で、排便も3日に1回程度でしたから、かなり悪い腸内環境だったはずです。

そこから**食事を変えていくにつれて（食事の改善方法は5章参照）、体調が変わると同時に、メンタルがどんどん安定していきました。**

医師として病院で勤める以外の働き方もしてみたいという積極的な気持ちや、新しいことを学ぶ意欲が復活してきました。そして、人間関係に対する取り組みも自然と変わり、さまざまな学びを得るにつれて、その考え方を言語化できるようにもなってきました。**ストレスを過剰に感じないようにするために、物事に対する自分自身の考え方を変える、ずらす手法を心理学で「リフレーミング」と呼びます**が、僕が自然と身につけたリフレーミングの考え方を、健康スクールでお話しすると、多くの生徒さんからストレスの減る経験ができていると報告を受けました。僕の考えるストレスを生まない考え方について少しお話ししたいと思います。

「他人は変えられない」と割り切る

人と意見が異なるときに、自分の正しさを主張するために、相手の意見の矛盾や自分の意見の正当性を語ることによって、言葉で相手を打ち負かすことは一種の快感を呼びおこします。ですがいくら相手をぐうの音も出ないほど打ち負かしても、打ち負かされたほうは決して「君の言うことが正しいことがわかったよ、ありがとう」とはなりません。

逆に人間関係はもっと悪くなり、「二度と議論をふっかけられたくないので話をするのはやめよう」となります。これらは日常でのちょっとした争いでも同じで、「主人が何かをやってくれない」とか、「妻が何かをやってくれない」とか、「子どもたちが言うことを聞かない」とか、いくら相手を言葉でせめ立てたところで、思い通りに動いてくれることは少ないですし、感情的なしこりや胸の中にもやもやしたものが残るだけで、その後の永続的な行動の変化につながることはありません。

基本のマインド（心構え）として、**「たとえ身内でも、他人と意見が違うのは当たり前、他人の気持ちを自分が変えられることはない」と考えて、自分の感情をコントロールすることを心がける必要があります。**このマインドをもって生きれば、イライラしたり、腹が立ったりすることも激減します。自分が忙しくて今やらなくてもいい（と自分では思う）タイミングで、別の仕事を頼まれたとき、何か理不尽なことを言われたときなど、生活していれば感情の起伏がおこるタイミングがあると思います。

「子どもたちが言うことを聞かない」「部下が自分のアドバイスを受け入れない」「上司や先輩が自分の意見を認めてくれない」など、人間関係で自分の思い通りにいかないときや動かないときなどには、以前は僕も腹を立てていましたが、今ではほとんど腹を立てることがなくなりました。**「自分は正しい。相手は間違い」という感情を捨てて、「相手には相手の都合があってそう言っているのだろう。僕だって意見の違う**

相手に何か言われて素直に考えを変えたことなどないのだから、いくら自分が論理的に相手の意見の間違いを指摘しても変わることはない」と考えて、変えられないものを変えようとしなければ、イライラは本当になくなります。

逆に変えられるものは何かといえば、自分の感情だけです。自分の中での何かをすべきであるとか、何かが正しいという考え方を変える必要はありませんが、その考え方と違う意見に遭遇したときに、自分の思い通りにすべきであるという思考から抜け出せないと、怒りや憎悪の感情が生まれてきます。意見が違うと認識したときに、反射的に感情に接続するのではなくて、間にワンステップをおくクセをつけると、胸のもやもやした感覚がなくなってきます。とはいえ、これまでずっとその考え方で生きてきたものを、なかなか簡単には変えられないものです。感情をセルフコントロールするためにはトレーニングが必要です。

カーッとしたら、「感情をラベリング」する

怒りや不快な感情を覚えたときに、脳の中では瞬間的に扁桃体《へんとうたい》と呼ばれる組織が活性化します。扁桃とはアーモンドのことで、扁桃体はアーモンドの形に似た組織であることから名付けられています。ちなみに喉にある扁桃腺も同じくアーモンドのような形に見えることから名付けられています。**「恐怖」「不安」「緊張」「怒り」などのネガティブな感情がおこると、扁桃体はノルアドレナリンというストレスホルモンをいっせいに放出します**。このノルアドレナリンは、脳内すべての組織をいっせいに刺激します。それに反応して視床下部はストレスホルモンであるコルチゾールを分泌するように副腎に対して命令を出します。交感神経が緊張して、血圧や心拍数が上がったり、筋肉が緊張したりといった反応を体におこします。

これは一種の戦いの反応であるために、一瞬でおこります。人の言ったことに対し

カーッとした頭の中で
おこっていること

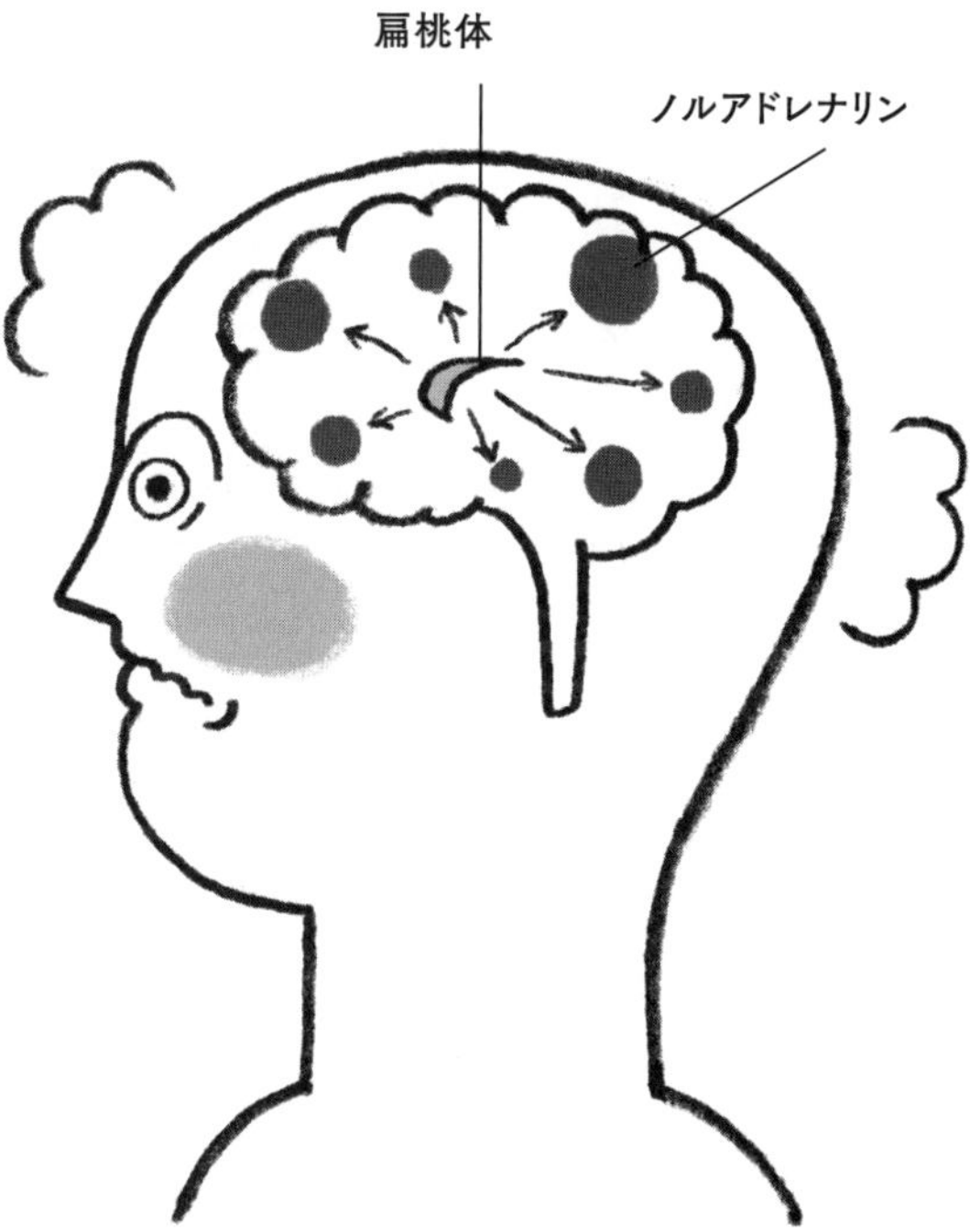

てカチンと来たときに、反射的に文句を言ったり、不快な表情や態度を出してしまうのはある意味仕方のないことです。人類はこの反応があったおかげで、恐怖や不安なものに対して、瞬間的に戦うか逃げるかを判断して、生き延びてきたわけです。本能のレベルで備わっている能力であり、止めることはたやすくありません。しかし、現在の日常生活では判断が遅れると命に関わるような危険は少ないため、感情に即座に反応した行動は必要ではありません。この本能に似た反応は、自らコントロールして抑え込む必要があります。

活性化した扁桃体を抑え込む機能を持つのは、脳の前頭前野です。いわゆる前頭葉が冷静に判断できると、「自分はちょっと怒っているな」と冷静に判断したり、「まあ、こんなことで怒ってもね」とか「この人の本当に言いたいことは何だろうか?」などと考えることで、怒りや不快感をいったん抑え込み調整することができます。

しかしこの前頭前野は、年齢を重ねるにつれて明らかにその能力が衰えてくるため、年を取るにつれて、怒りっぽくなってくるわけです(Psychol Sci.2015)。怒りや、不安や、不快に対して、扁桃体の反応を抑えて前頭前野を働かせるためには、意識的にトレーニングをする必要があります。

とはいえ、怒りを覚える物事に対して「怒らない」とか「嫌だと思わない」とか、感情そのものを抑え込むと、かえってストレスは増大します。前頭葉を働かせるためにはその感情がおこっていることを自分でまず認識するというプロセスを経ることです。

怒りの感情が湧いたら、反射的に「僕は今の言葉に怒りを覚えている」などと客観視することで、瞬間的に脳の中での思考の支配が、扁桃体から前頭前野に移ります。この方法は「**感情ラベリング**」(Affect Labeling)と呼ばれる方法で、ラベリングすることで扁桃体の活動が抑えられることがＭＲＩで確認されています(Front Psychol. 2014)。**感情の受け止め先を扁桃体から前頭葉に移すイメージでいったん自分の感情を受け止めるクセをつけると、カーッとなって反射的に反論したり嫌味を言ってしま**

うことがなくなります。

どうして腹が立ったり、不安なことが目の前に生じるのでしょうか？　僕たちは一人一人心の中に「かくあるべき」と考えるマイルールが存在します。「電車の中で化粧をするなんておかしい」とか、「ごはんの間はおしゃべりしてはいけない」とか、「目上の人には敬語で話さなければいけない」とか、**自分にとっては「常識」と思っている出来事と違うことが目の前に展開されるとき、僕たちの脳に刺激が加わり感情がおこります**。そう考えると、感情が揺さぶられる目の前におこっている事象は、何らかの僕たちの「かくあるべき」が別の形で目の前に現れているわけです。本当は欲しいと思っているものだったり、嫉妬の気持ちだったり、自分でも気がつかない価値観を反映していると思うと、自分の感情の起伏を楽しめるようになります。

「今感情が動いたけれども（怒りや不安、嫉妬など）、このことは僕に何を教えてくれ

ようとしているんだろう?」と、僕はいつもこのように考えるようにしています。嬉しいことだろうと、悲しいことだろうと、一つ一つの感情を確認するクセをつけることは、40代、50代になっても身につけることができます。「湧き上がる感情に対して、ワンステップ、前頭葉のクッションを入れてから考える」ということです。相手の話していることに、反射的に反論したり、「それは違う」と考えるのではなくて、**いったんすべて脳内に入れて感情が動くかを判断して、「自分の価値観を確認してから適切な言葉を選び出す」**こと。まどろっこしいようですが、繰り返し行うと慣れてきますし、時間をかけなくてもできるようになります。結果的に感情に振り回されてストレスが増大することはなくなっていきます。

深呼吸して、冷静になってから決断する

人間ですから誰でも取り乱したり、感傷的になったり、怖いと思ったりすることは

あります。自分の感情が動いていると思った瞬間に考えてほしいことは、「今はいかなる決断もしてはいけない」と認識することです。

人は怒りや恐怖を感じたときと冷静なときでは、判断が異なります（Front Psychol.2017）。経験的にも、広告を見て買ったものをあとで冷静に考えたら「どうして買ってしまったんだろう？」と思ったり、怒りに任せて下した決断をあとで後悔したことのある人も多いはずです。

一般に怒りっぽい人は「リスクを取る傾向」があり、恐怖心の強い人は「リスクを避ける傾向」があります。そのため怒りの感情が湧いたときには、決断を下す際に過剰なリスクを取りがちで、その決断には大きな損失を被る可能性があります。恐怖の感情が出たときはリスクを過大評価するために、例えば自分の健康に関わることや、長期的な利益をもたらす投資などの決断ができなくなったりします。部下や子どもがミスやいけないことをしたときにも、怒りの感情に任せて何か罰やペナルティを与えようとすることは避けなければなりません。長期的な不利益を考えない選択をする可能性が高いからです。**感情が動いたときは、いったんすべての決断は先送りし、冷静に戻ってから判断するようにしたほうが後悔は少なくなります。**

そのために、素早く感情の起伏を戻す方法もまた普段から練習しておく必要があります。その方法は簡単で、**その瞬間に5回から10回深呼吸することです**（Neurol Sci.2017）。

アメリカでは深呼吸によるセルフコントロールを小学生の段階から教育しているそうです。意地悪な子が、別の子どもに靴を投げて顔にぶつけました。ぶつけられた子は泣いてしまいましたが、その場にいた教育者はどうしたのでしょうか？　通常だとぶつける行動をした子に、「どうしてそんなことをしたのか」と尋ねたり、謝らせようとするための行動を取るのではないかと思います。でもその場にいた先生はぶつけられた子に、自分の感情をセルフコントロールするように何度も深呼吸を促したそうです。ぶつけた子の教育をする機会ではなくて、**ぶつけられた子のセルフコントロー**

ルを覚えさせる絶好の教育機会だと判断したのは、僕たちも大いに参考になると思いました。どんな出来事も、感情が昂《たかぶ》った状態で判断しない。まずは深呼吸を使って冷静な判断ができるようにいつもトレーニングしておきたいです。

立場にとらわれず、素直に学ぶ

医師は世間一般には社会的地位の高い職業であると認識されています。そして医師自身も社会的地位が高く尊敬されるべきと自己認識しがちです。どこに行っても自己紹介すると「お医者さまなんですね」と言われることに慣れてしまい、何か持ち上げられるような対応をされないと不機嫌になる人が多いかもしれません。

こういった態度に支障があるのは、何か新しいことを学習するときです。自分より年下であったり、無礼だと感じる人から、何かを学ばなくてはいけないときに、いつも自分が上であるというポジションしか取り慣れていないと、なかなか素直に学ぶこ

とができません。僕自身も「医者パワー」がまったく通じない環境に放りこまれて戸惑った経験があります。

僕は、45歳のときに何か新しいことを始めたいと思って、とりあえずまったく知らないマーケティングのセミナーに参加しました。そこで自己紹介したのですが、「僕は医師です」と言っても、誰も何も反応しません。当たり前なのですが、そのマーケティングのセミナーは、ビジネスをいかにうまくやるかということがテーマでしたから、「医師だから、それが何?」「医師が何をしにきたのか?」という反応でした。

たとえ大学病院の医師であったとしても、マーケティングの世界では新人でしかありません。40歳を超えて、またいちから始める、人に頭を下げるという行動は難しいです。でも僕は急に「まあいいかな」と思って、「マーケティングとかよく分からないので教えてください」と積極的に話しかけて、いろいろな人に話を聞くことができました。

人は居心地のいい自分の安全域の中で活動することが多く、変化を求められたり、知らない領域に踏み出すことは本能的に難しいものです。ですが一度経験してみると、なんてことはなかったりします。このときの仲間から教えてもらった知識を使って、それまで触ったこともなかったＹｏｕＴｕｂｅやＩｎｓｔａｇｒａｍといったＳＮＳで発信をしている現状を考えると、本当に素直に「教えてください」と言えてよかったなと思います。

年齢を重ねるにつれて知らないことを、知らないと言えなくなってしまいます。まして自分より年齢が下の人に「教えて」と素直に言える人は少ないかもしれません。パソコンやアプリ、ＳＮＳ、デジタル通貨などの知識は、20代、30代のほうが詳しいですから、「知らないから教えて」と素直に言うだけで、自分の知識はどんどん広がります。

もちろん年上の人にも素直に教えを請うという基本姿勢をもっていれば、知識が増えて、自分の頭の中でさまざまなアイデアが生まれてくるものです。

「自分は知らないことだらけである、知らないことは教えてもらおう」という姿勢は、ストレスからも大きく解放されます。

相手の意見が違うと考えることは、自分が正しいと思っている考えの裏返しです。自分が全部のことを知っているわけではないという前提に立てば、目の前の人はひょっとしたら自分の知らない背景や考えをもって発言しているかもしれないと思うようになり、意見が違うことをむしろ面白いと考えられるようになります。「年齢や立場にとらわれずに誰からも自分の知らないことは教えてもらうという基本姿勢をもつ」ように心がければ、解決しない問題はないですから悩みも少なくなります。

楽観的な「色眼鏡」をかけてみる

映画『マトリックス』（アメリカのSFアクション映画／1999年、ワーナー・ブラザース配給）を覚えていますか？　人類は機械につながれて、目の前の現実は作られた仮想現実であって、おのおのがプログラムされた違う景色を見ているという設定でしたが、現実の僕たちの生活も、実際には同じようなものです。僕たちはみな同じものを同じように見て、同じように考えていると思っています。目の前にきれいなお花畑があれば、「なんてきれいな花だろう」と全員が思うはずだと思い込んでいます。しかし幼少期に花にまつわる嫌な思い出のある人は花に嫌悪感を覚えるでしょうし、花に群がる蝶や蜂に注目して花を見ていない人もいるかもしれません。前日に嫌なことがあった、現在悩んでいる人は、目の前の景色などに視線がいかないかもしれません。

これまでの体験、教育、出会った人々などの影響を受けて、僕たちの考え方は形成されていきますので、「普通だったらこう考えるよね」「それって常識だよね」と考えることは人それぞれ違うと認識しておかないと、人間関係の余計なトラブルを引きおこします。やはり他の人の考え方を変えるのは難しい理由がここにもあります。

前述のように、コップの中に半分入っている水を見て、悲観的に水が半分しか入ってないと入っていない側に注目する人と、楽観的に半分は入っている、もしくは半分も入っていると考える人もいます。生きていく上で楽観的、悲観的どちらの視点をとったらよいかについては、リスクとベネフィット（利益）のバランスで考える必要がありますが、総じて**「自分自身が取りがちな逆の視点を考える」ようにしてみると、新たな気づきが得られることが多い**でしょう。

そして少し楽観的に見ることができる「色眼鏡」をかけておくことで、人生の負荷が少なくなります。**楽観的な眼鏡をかけている人は未来に希望を持ち、ポジティブなことがおこることを期待します。そしてポジティブなことがおこる、期待できると思えば、行動することに疑問がありません**。逆に悲観的な眼鏡をかけていると何をやってもうまくいかない理由が浮かんできますので、行動をおこそうとしません。

何も考えずにやってみることは大人にはかなりつらい行動です。自分らしくないとか、恥ずかしいとか、いつの間にかさまざまな記憶と思い込みで、これまでと異なる行動をすることができなくなります。しかし、新しい経験をしなくなることは脳の老化を進行させます（Neuron Glia Biol.2004）。

「ちょっと不慣れな」「初めての」体験をする

ちょっとした不慣れな、普段行わない行動を少し取ろうとするためには、自分の色眼鏡を少し楽観的なものにかえて、小さなリスクを取ってみる練習をしてみてください。

楽観主義者の発明家として有名なトーマス・エジソンは電球の発明に７００回結果を出せなかったときに、新聞社にその感想を聞かれました。そのとき彼は「１回も失敗などしていない、７００ものうまくいかない方法を証明することに成功した。すべてのうまくいかない方法を証明できればうまくいく方法が見つかるでしょう」と言ったといいます。ちょっとうまくいかなかったことがあったとしても、「それはやってみる価値はあったね」と思えるような思考があれば、新しい刺激を脳に与え続けることできますので、脳の老化は進みにくくなります。

机の上の携帯電話を見ると、「これは自分のものである」とか、「最新機種である」とか、脳はさまざまな情報を意識的に処理します。これらの意識的な処理能力は約50ビットと言われています。ビットというのは2進法で0か1かを判断する単位で、1秒間に50の判断ができることを意味します。これだけでもすごい処理能力ですが、実際の脳が受け取る情報は、1秒あたり1100万ビットです（Front Hum Neurosci. 2014）。

僕たちの視界に入っている情報はすべて脳内に送られていますし、口の中では常にどのような味がしているか、鼻ではどのようなにおいがしているか、皮膚ではこの服の感触はどのようであるかなど、脳は途方もない情報処理を行っています。しかしこれらの情報すべてを僕たちは認識していません。普段生活していてすべてのにおいに反応したり、すべての音に意識を向けたりしていません。そんな行動を取ったら、脳がエネルギー切れをおこしてしまいます。そのために僕たちの脳は常にフィルターをかけて、必要な情報と不必要な情報を分けて僕たちの意識下に提供してくれています。

このフィルターをかけている脳の組織が「網様体賦活系」(Reticular Activating System：RAS）です。RASは脳内各所に存在してユニットのように働き、おもに意識や覚醒をコントロールします。必要のない情報は遮断して脳の活動を抑える必要があるため、刺激音や視界に入るものにフォーカスしすぎないようにコントロールします。どこに意識を集中すべきかを決定しているので「意識のフィルター」とも呼ばれます。

脳がフィルタリングされている経験は誰にでもあるはずです。自分が購入した車種をやたら街で見かけるようになったり、健康に関心を持つようになるとサプリメントや料理番組に意識が向くようになったりします。これまでと比べて車の量が増えたり、料理番組が増えたわけではないのに、急に視界に入ってくるようになります。RASが周囲の情報から注目すべき情報を抜き出してきて、あなたの脳の意識の部分に「ここに注目するように」と話しかけてきます。

もともとRASは、必要最小限の情報を選び出し、脳のエネルギーを節約するために存在していますので、目の前の光景がいつまでも変わらなければ、どんどん脳が働かないように仕向けていきます。毎日同じ道を歩いて、同じものを同じ場所で食べて、同じ人に会っている生活なら、脳はエネルギーを使わずどんどん機能を低下させていきます。**新しい体験、新しい経験をすれば脳は意識のフィルターをどれにするべきかその都度判断して、活性化していきます**。毎日新しい刺激を与えるような生活が理想ですが、日常生活はある程度の繰り返しの連続です。そのために意識的にRASを活性化させる行動をおこす必要があります。

ちょっと不慣れな新しい経験が
RASを活性化する

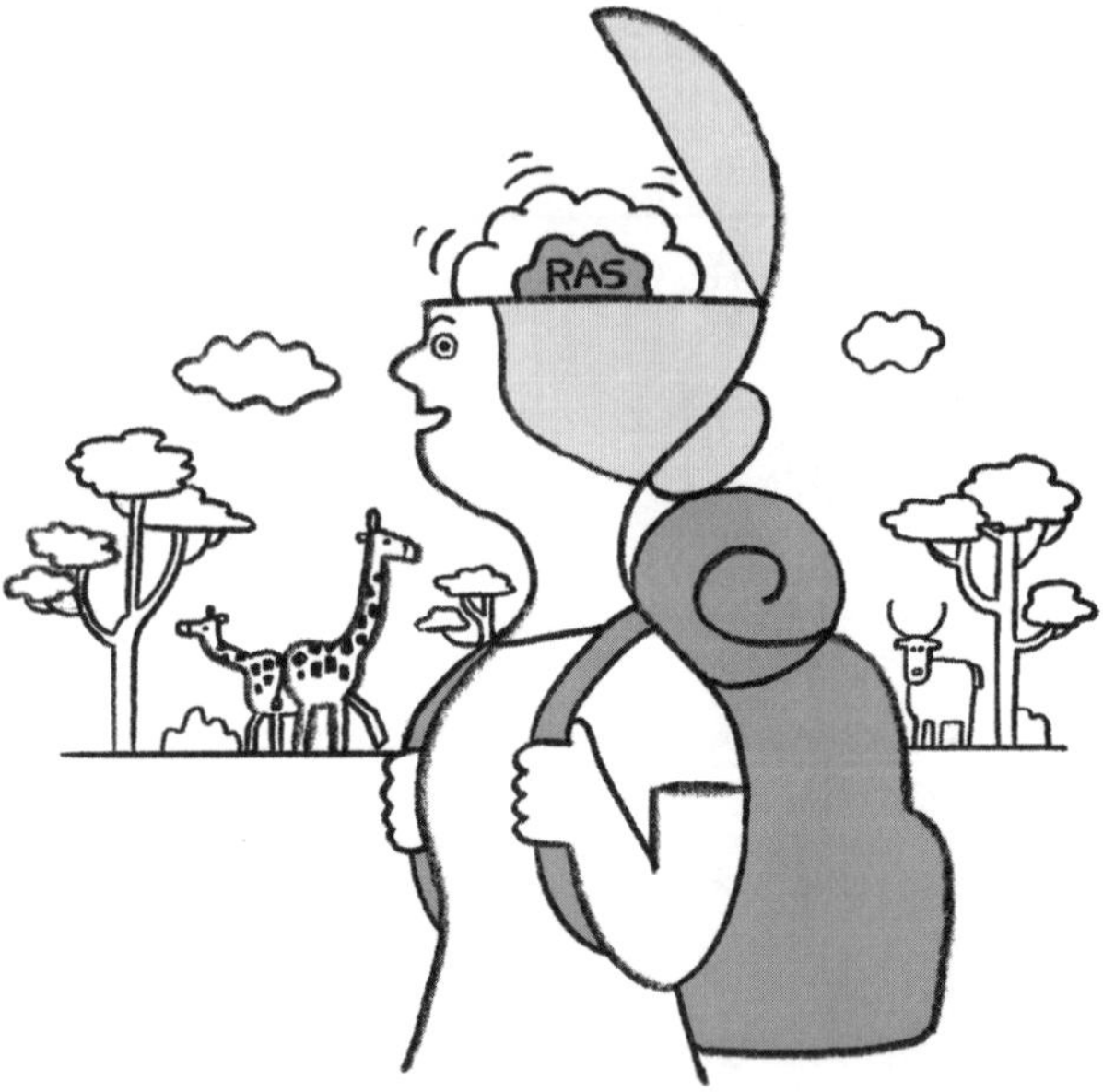

もっとも簡単なＲＡＳ活性化の方法は、旅行したり、普段行かないような場所に移動することです。見たことのない光景を目に入れることは、脳にとっては大きな刺激になります。ＲＡＳの活性化の程度は移動する距離に比例します。目を見張るほどの絶景を見に行く必要はなくて、知らない土地を見るだけで自然とＲＡＳが活性化されます。

日常生活の中でも、毎日の通勤通学に違う道を使ったり、わざと遠回りするだけでも違う刺激を与えることができます。ごはんを左手で食べてみて不便な刺激を入れてみたり、後ろ向きで歩いてみたり、コンビニで大きな声で挨拶してみたり、なんでもいいのでこれまでと違うことをするだけで、脳への強い刺激となってＲＡＳが活性化して、今まで見えなかったものが見えるような体験が繰り返されます。**自分らしくない行動を取ることで脳への刺激が増大している**のです。

ニュースを見すぎない

認知症へのなりやすさはその人の性格の要素も大きいことが研究で示されています。神経質、不安を感じやすい性格や誠実さのない人は認知症のリスクが高いことが示されています（Biol Psychiatry.2022）。またネガティブで猜疑的《さいぎてき》な考え方をする人もまた認知症のリスクが高いことが示されています（Neurology.2014）。**特に人生後半で、他人は信用できないものだ、不誠実だ、利己的だという考え方をしている人は、そうでない人に比べて認知症のリスクが3倍以上になります。**

テレビやネットのニュースは人々に恐怖を与えることが多く流れていますが、それには理由があります。そのような恐怖をあおると人々がどのような行動をおこすかということが分かっているからです。殺人事件やテロや感染症の広がりを見ると、自分もいつかはそのような運命になるかもしれないと考えるとき、人はありとあらゆる誘惑に負けやすくなります（Front Psychol.2021）。

それは無意識レベルの脳に働きかけるので、自分が衝動的に購入したケーキや、自己イメージを高める効果のある高級ブランドのバッグなどを購入した理由が、実は前日に見たテロのニュースの影響であると理解している人はいません。これは「**恐怖管理**」と呼ばれる現象で、自尊心を高めることで死への恐怖から逃れようとする本能的な行動です（J Pers Soc Psychol.1997）。何気なく見ている恐怖をあおるニュースにも消費をあおる目的があって僕たちは視聴させられていることを理解して、**無駄に不安や心配をしないようにニュースなどの情報を見すぎないことも実は大事な認知症予防法**です。

ニュースで見る光景は、実際の自分たちのリアルな光景ではありません。1件の陰惨な事件がおこっていたとしても、自分の知り合いの事件とは無関係なものです。もっと目の前におこっている現象を素直にそのまま見ることが必要です。無駄な恐怖で行動を制限されないように注意しなくてはなりません。前述のように変化のある行動をし続けることで脳の老化を防ぐことができます。

「今までとは違う」「知らないことをする」という恐怖に打ち勝って行動することが究極の脳のアンチエイジングです。「どんな状況に置かれても、必ず解決方法がある、うまくいく方法を探せるはずだ」というマインドセットを持ち変化し続けてください。

自分の本当にやりたいことを見つける

あなたは人生が楽しいと思えていますか？　多くの人はそんなこと考えたことがないかもしれません。人は成長していると思えると楽しいと感じますし、変化がなく後退していると楽しく感じられないものです。**人生が楽しいと感じられるかどうかは、自分自身が前進していると感じられるか**どうかにかかっています。

僕自身は外科医として一生懸命働いていたときは楽しいかどうかを考えたことがありませんでしたが、本を書いたり、動画を撮影したり、人前で話したりしている現在のほうが人生が楽しいなと思っています。人生が楽しいなと思っているので単純にストレスを感じていません。**どうして人生が楽しいと思うようになったのかというと、自分の本当にやりたいことが見つかったからです。**

20年以上がん治療をする外科医として寝る間も惜しんで働いてきましたが、いつまでたってもがんの患者は減らず、手術をしても良くなる人ばかりではありませんでした。でも予防医学を学ぶようになって、ヘルスコーチとしての活動を始めると、がんを予防する活動こそが自分が医師になった目的だったと改めて気がつきました。その目的に向かって行う活動は、時間をいくら使っても、お金をいくら使っても、儲からなくてもやり続けることができています。それに向けての活動を毎日少しずつでも行っていれば、確実に1歩でも0・1歩でも目標に近づくことになるからです。

多くの人は自分自身のことを一番分かっていません。自然に自分の求めているものに出合う人は少なく、ほとんどの人が目標を持たぬまま人生を歩いてしまっているかもしれません。自分の本当に求めているものを理解するためには時間をかけて自分に問いかける必要があります。

そのために毎日行ってほしいのが、「**5分間の瞑想**」です（P173参照）。たった5分間、誰も周りにいない、気が散らない環境で、ゆっくりと呼吸しながら思索します。頭の中にリラックスした脳波を出し、交感神経の興奮を抑えるためには秘訣《ひけつ》があります。

それは、**感謝の気持ちを脳の中に呼びおこす**ことです。「奥さんがごはんを作ってくれた」とか、「両親が元気でいてくれた」とか、「レストランの店員さんの笑顔に癒やされた」とか、何でもいいので感謝できることを思い浮かべるだけで、副交感神経の活性化の指標である心拍変動が増加します（Sci Rep.2017）。

逆に、憤ったり、恨みの感情を持っていると、ストレス反応の指標である心拍変動が増加してしまいます。普段から感謝の出来事を探すようにするだけで体は正直にポジティブな反応をしてくれるようになるのです。どんなに忙しくても**5分間の瞑想の時間だけは確保してその中で1日の感謝を思い浮かべながら、本当の自分の目的、使命は何だろうかと問い続けること**で、網様体賦活系が活性化してその答えが分かるような出来事を目の前に示してくれるようになります。

瞑想というと「無になるとか、長い時間やらなくてはならない」という思い込みから、実施できない人が多いですが、ほんの5分の自分時間だけでも繰り返すことで大きな気づきが得られます。その気づきに導かれるような行動ができるようになるとストレスを感じずに生きていけるようになります。

4章

運動が「脳の老化」を防ぐ

歩くことが認知症の予防になる

「歩くことが健康にいい」という概念は、ほぼ全員が認識している考え方です。ですが本当に歩くことが健康にいいと理解し実践しようとしている人は少ないのが現状です。すぐ横に階段があるのにエスカレーターやエレベーターを使ったり、歩いて10分以内の距離でも車で移動することが多い現代人は、どんどん歩行距離が短くなっています。人は習慣の動物であるため、歩く習慣がなくなってしまえば、どんどん歩行しなくなります。そして動く習慣が与えられなければ、筋肉は加速度的に萎縮していきます。日常での歩行の役割についてもっと認識し、筋肉の萎縮を予防するために意識的に歩く習慣をつけることが必要です（J Diabetes Investig.2021）。

そして**歩くという行動は、脳の機能にダイレクトに影響を与える**ようです。イギリスのUKバイオバンクから得られたデータで、毎日の歩行距離と約7年間に発症する認知症のリスクを調べた研究があります。**1日に9826歩以上歩く人は、認知症発症のリスクが50%低下する**ことが示されています。認知症リスクを下げるために1日の中で必要な歩行数の最低ラインは3826歩であると結論づけられています。先行する研究でも4368歩以上の歩行者の全死亡リスクの低下が示されているように、歩行と心身の健康には直接的な関連があります（JAMA Intern Med.2019）。まずは**1日に5千歩以上、できれば1万歩近くまで意識的に歩行数を伸ばす努力**をしたほうがよさそうです。

漫然と歩くのではなくて、歩行数を伸ばすためには、しっかりと歩行数を記録する必要があります。万歩計や加速度センサーのついている携帯や時計などを使用して記録しておくと、数字を見るのが楽しくなり、習慣化しやすいことが分かっています（JMIR Mhealth Uhealth.2018）。

もし1日の後半に歩数が足りないと分かっていれば、あえて1駅前で降りて歩くとか、帰宅してから散歩に出掛けるとか歩行数を増やす行動が取りやすくなります。室内に1日いる生活であっても、座っている姿勢が長くなったなと思ったら立ち上がって歩くことはできます。一歩一歩、歩く度に脳の神経細胞に刺激を与えるイメージを持てると、さらに脳の活性化につながりますので、普段座りがちな生活の人は今日から歩行数をどうやったら伸ばせるかを考えてください。

年を重ねても歩くスピードを維持する

年齢を重ねると歩行能力全般が衰えてきますが、中でも**歩くスピードの衰えがもっとも認識される老化**です。歩行速度が低下すると横断歩道を信号が青の間に渡ることができない場合も出てきます。歩行者用信号の青の時間（青に変わって点滅までの時間）は、横断歩道の長さ1mにつき1秒で計算しています。そのため0・8m／秒の歩行速度が交差点を渡れるギリギリの速度とされています。この歩く速度は寿命に影響することが分かっていて、**70歳の時点で0・8m／秒の歩行速度になっている人は、1・6m／秒で歩ける人と比べて余命が12年少なくなる**ことが示されています（JAMA.2011）。そして歩行スピードの低下は認知症のリスクも増大させます。

1年に1回15フィート（4・57m）の距離を往復する時間を測定したところ、認知機能が低下する人は低下しない人に比べて歩行速度の低下が著しく、認知機能が低下する人は約12年前の段階で歩行速度の低下が加速することが示されており、歩行が遅くなってきたなと感じられる場合、将来認知機能が低下していくと予測しなくてはいけません（Arch Neurol.2010）。

約7年間歩行速度の低下と処理能力、言葉のなめらかさ、記憶力などの認知機能の低下を観察した研究では、歩行速度低下と認知機能低下の両方を認める場合は、桁違いのスピードで認知症に進行していくことが示されています（JAMA Netw Open.2022）。

別の研究では、平均65歳以上の人の経過を観察している期間に歩行速度が低下していく場合、認知症のリスクが5〜6倍増加していくことが示されています（J Am Geriatr Soc.2018）。

経時的に見る認知機能低下よりも運動機能の低下のほうがより認知症への進行を予想できるとされ、歩行速度についてはかなり注意を払う必要があります。歩行には、脳の運動皮質、大脳基底核、小脳など各部位の協調した運動処理機能だけでなく、注意力や視空間機能などの脳機能の相互作用が必要です。よって認知機能の低下の根底にあるのと同じメカニズムが、歩行の低下と関連している可能性があるのです。日本人の歩行速度と脳の体積の関連を見た研究では、最大歩行速度の低下が前頭葉や側頭葉、海馬、小脳などの容積の低下と関連していました（Arch Gerontol Geriatr.2023）。

歩行速度と認知症が関連することが次々に証明されている現状を考えると、日常から歩行速度を維持するように努めれば、将来の認知症のリスクを著しく下げることも可能といえます。日々の歩行についてはわずかな距離であっても極力速く歩くことを心がけることが毎日できる認知症予防といえそうです。

運動すると血流が増え、認知機能が改善する

運動をすると脳にどのような影響を与えるでしょうか? **運動を継続することにより、脳の海馬への血流量の増加と海馬の大きさの増大が得られます**(Prog Cardiovasc Dis.2019)。このとき、脳に何がおこっているのかを見てみると、脳の血管を増加させる物質が誘導されることによって、脳血流が上昇します。その物質を誘導したのは、運動した時に筋肉から分泌されるミオカインの一つである**イリシン**でした。

運動によって誘導される物質はこれだけではありません。有害なフリーラジカルを減少させる**スーパーオキシドジスムターゼ**(SOD)、神経細胞の再生、機能強化を促す**脳由来神経栄養因子**(BDNF)、血管を拡張させる**一酸化窒素合成酵素**

（ｅＮＯＳ）、血管を成長させる**血管内皮成長因子**（ＶＥＧＦ）なども同時に増加します（J Clin Neurol.2015）。

そして実際に運動が認知機能を改善することが示されたのは２０００年を超えた頃のことでした（JAMA.2004）。米国ハーバード大学の疫学者によって行われた「Nurses' Health Study」というナースを対象にした疫学研究で、70～81歳のアメリカ女性１万８７６６人を2年ごとに認知機能テストと運動量を確認して、認知機能と運動量の関連を検討しました。対象者を、運動量を意味するエネルギーの消費量の順に５グループに分けました。もっとも活発に運動していたグループは、老後に認知機能が衰えるリスクが20％低下することが示されました。運動量は15～20分／km のスピードの歩行を２・８時間／週以上としっかりと歩く習慣がついている人たちの結果でした。もっとも運動していないグループは１週間に38分以下の歩行しかしていませんでした。しかし、普段の移動を車で行って家の中で座っている時間が長い人はこの歩行スピードで１週間に30分も歩いていないということも珍しくはないのではないでしょうか？　歩くだけではなく体を動かすと確実に脳の老化を予防できるのであれば、動かない手はありません。実際は週に1・4時間程度の歩行運動であっても効果は確かめられています。

前述したように、脳ではストレスが加わると、「シナプス」と呼ばれる神経細胞同士のつながりが分断される変化をおこします。神経同士のつながりがなくなれば、脳の活動量が落ちるため最終的に脳は萎縮していきます。神経同士のつながりは複雑で、大量のネットワークが形成されているので少々つながりが切れてしまっても、別の経路から情報が流れるためすぐには困ることはありません。しかし年齢を重ねるにつれてシナプスを新しく作る力が衰えてくるにつれて、切れてしまった神経細胞同士のつながりが脳機能に影響を与えるようになってきます。運動によって脳血流が増加すると、神経細胞に刺激が加わり、シナプスの数を増加させます（Elife . 2019）。年齢を重ねると運動は控えがちになるものですが、実際は年齢を重ねるにつれて運動はより重要になるのです。

運動をしている人のほうが「脳の体積」が大きい

脳の萎縮が顕著になるのは、脳の前頭葉と側頭葉です（J Neurosci.2009）。前頭葉の機能は、高度な認知機能や社会的行動を調整し、維持するために重要な役割を果たしています。包丁で野菜を切る、ドアの鍵をかける、時間に合わせて電車に乗るために駅に向かう、電話で話をするといった、ごく当たり前にやっていることが、実は、作動記憶（一時的な情報の記憶）や、作業のスムーズな切り替え、必要な情報の選択といった前頭葉の高度な機能が働けばこそできる行動なのです。もちろん、前頭葉はアルツハイマー病で萎縮が目立つ部位の一つです。では運動をすることによって脳の容積を増やすことができるのでしょうか？

実際に運動介入を行うともっとも反応する部位は海馬です。軽度認知障害（ＭＣＩ）の70～80歳の女性に有酸素運動（心拍数が上がる程度に歩く）を週2回、6カ月間施行してもらったところ、ストレッチだけをしていた人たちと比較して、明らかに海馬の体積が増加していました（Br J Sports Med.2015）。しかしアルツハイマー病を発症している人では、運動を行っても、海馬の体積を増加させるほどの刺激を与えることができません。（Front Aging Neurosci.2018）。残念ながら一度萎縮してしまった前頭葉に関しては、運動をしてもサイズの増加は期待できませんが、機能的なつながりは運動により明らかに改善します（J Alzheimers Dis.2017）。

前頭葉に関しては、萎縮する前に運動を開始することを心がけてください。運動をしている人のほうが脳の体積が大きいことは過去の研究で示されています。中程度の負荷の運動を週に１５０分以上している人と、１５０分以下の人を比較すると、明らかに脳の体積は運動している人のほうが大きかったのです（J Gerontol A Biol Sci Med

Sci.2023）。１５０分以上運動している人は心肺機能の指標である最大酸素摂取量も高く、この最大酸素摂取量が脳の体積に影響することも示されています。**脳の萎縮を防ぎ、脳の機能を維持するために、脳が萎縮する前に運動を開始する必要があります。**

現代ではＣＴスキャンを撮る機会が多く、40代50代の人であっても脳がすでに萎縮し始めている人が少なくありません。現代人の運動不足が指摘されて久しいですが、運動をしないことが脳の体積にまで影響を与えるということを理解してください。

運動すると筋肉から「脳活性物質」が出る

運動するときに筋肉から分泌される機能性物質を「**ミオカイン**」と呼びます。ミオカインはＰ１１５でお話ししたようにさまざまな脳活性物質を分泌しますが、その中でも「**脳由来神経栄養因子**」（ＢＤＮＦ）はもっとも重要な物質です。

神経栄養因子とは神経細胞の生存維持や分化や成熟、機能調節などの働きを持つ物質の総称です。**BDNFは脳由来とあり、脳で作られる物質と思われていましたが、実際には運動することによって筋肉からも分泌される**ことが分かっています（Diabetologia.2009）。BDNFは主に脳の海馬に発現し神経同士のつながりであるシナプスを強化する働きがあるために、学習、記憶、認知に関わります。

このBDNFの量が、うつ病患者（Biol Psychiatry.2001）や、アルツハイマー病患者（Neuron.1991）の脳で減少していることが確認されており、脳の機能にBDNFが大きく関わっていることは間違いありません。脳には「血液脳関門」と呼ばれる関所が存在し、脳内には厳選されたものしか通過できません。

「**セロトニン**」は神経伝達物質で食欲や睡眠などに関わりますが、脳内でのセロトニン濃度はうつ病に関連します。

セロトニンは腸内で作られることが多いですが、腸で作られたセロトニンは脳内には運ばれません。脳で必要な物質は原則脳内で作られます。ＢＤＮＦも同様に脳内で使われる物質は脳内で作られますが、ＢＤＮＦは脳外で作られたものが血液脳関門を越えて脳内に運ばれることが分かっています（Neuropharmacology.1998）。

運動によるＢＤＮＦの増加は脳機能を改善します。中程度の運動を３カ月行ったところ血液中のＢＤＮＦは増加していました（Sci Rep.2021）。それと同時に記憶などの脳機能の改善を認めました。そこでさらに激しく運動を行う、高強度の運動を取り入れたらどうなったでしょうか？　ＢＤＮＦは、運動強度を上げるにつれて血液中の濃度が上昇しました。それに伴って脳機能のさらなる改善が認められることを期待しましたが、実際には中程度の運動に比べてむしろ脳機能が低下していたのです。

高強度運動の効果が脳機能にはあまり好ましい効果を示さないことは以前にも報告されています（Br J Sports Med.2015）。高強度の運動をしてしまうと、脳の適度な血流増加だけでなく、生理的なストレス反応（コルチゾールレベルの上昇）を誘発する可能

運動をすると筋肉から
脳を活性化する「BDNF」が出る

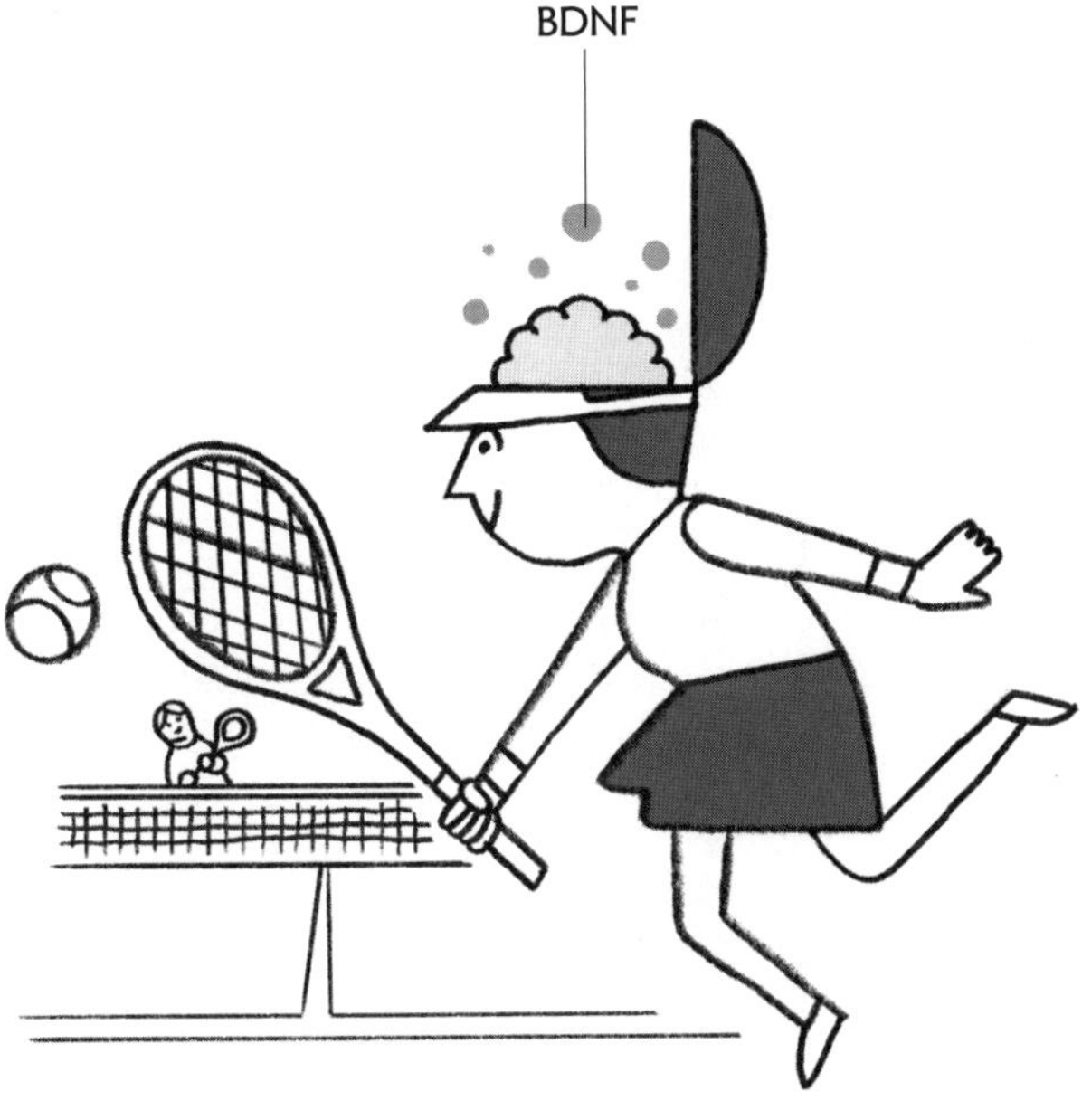

性があり、その結果記憶が損なわれる可能性があるのではないかと想定されています。運動によって脳機能が改善することは間違いないですが、やりすぎることがないように、体にダメージが出ない程度の運動が脳機能を改善することを覚えておいてください。

運動が脳に直接栄養を送り込む

脳神経細胞のエネルギーはブドウ糖です。脳は全重量のたかだか2％を占めるにすぎないにもかかわらず、全エネルギーの20％を消費してしまう燃費の悪い臓器です。脳神経細胞には常にブドウ糖が供給されなくてはいけませんが、年齢を重ねるにつれて衰える機能にこのブドウ糖を供給する能力があげられます。

細胞内にブドウ糖を入れるにはインスリンというホルモンが必要です。このインスリンが適切に働かなくなると、細胞内のエネルギー切れをおこしてしまうために細胞機能が低下します。インスリンが適切に働かなくなる状態を「**インスリン抵抗性**」といいます（Diabetes Metab J.2022）。インスリン抵抗性を引きおこす原因には、肥満や糖分の過剰摂取などで血糖値が上昇している時間が長いことがあげられます。おきている時間中いつも血糖値を上昇させる糖質の多い食べ物を食べていると、それに合わせていつもインスリンが分泌されます。体の中は繰り返しおこる刺激に対しては、その反応性を抑えるメカニズムが働きますので、繰り返し血糖上昇やインスリン上昇にさらされると次第にインスリンに対する感受性が低下していきます。体内での血糖処理を行う最大臓器は全身の筋肉です。年齢を重ねるにつれて、運動をしていない人は筋肉がどんどん萎縮していきます。これも年齢を重ねるにつれてインスリン抵抗性が増大していく原因となります。

インスリン抵抗性が増大するにつれて、脳の神経細胞もブドウ糖をうまく取り込めずエネルギー切れになっていきます。インスリン抵抗性が増大することによって発症する病態が糖尿病（2型糖尿病）です。**アルツハイマー病は脳のインスリン抵抗性を伴うことが示されています**（J Neural Transm.1989）。そのためアルツハイマー病は、現代では3型糖尿病と呼ぶことが適切ではないかといわれています（Int J Mol Sci.2022）。

アルツハイマー病は進行するにつれてさらに脳のインスリン抵抗性が強まっていき、糖を取り込む能力がさらに低下して神経細胞の変性が進行していき、認知能力が失われていきます（J Alzheimers Dis.2015）。糖質をうまく使える体を維持しておくことが、アルツハイマー病、認知症の発症と進行を抑える鍵になります。

そのためには**手足の筋肉の量を減らさないようにすること、糖質の最大の代謝組織である筋肉の量と機能を維持すること**にもっと目を向けなくてはいけません。食事をしたあとに素早く糖質を代謝してくれれば、インスリンの作用時間が短くなり、インスリン抵抗性が生じにくくなります。

運動は今すぐ始めれば、その場でインスリン抵抗性が改善します（J Physiol.2019）。運動を繰り返し習慣的に行うようにすれば、長期的な効果が期待できます。しかし残念ながら運動によるインスリン抵抗性改善効果は、運動をしなくなると効果はなくなっていき、ためておくことができません（Cardiovasc Endocrinol Metab.2020）。筋肉は放っておけば確実に年々失われていくために、運動は習慣的に継続することが必要です。**近年では運動は薬であると呼ばれ、運動が疾病の治療の第一選択とまで考えられるようになってきました**。運動が認知症治療の選択枝の一つでもあることは間違いありません（Medicine (Baltimore).2020）。

毎日1～2分の「縄跳び」のすすめ

認知症予防の観点で、どのような運動をすることが求められるでしょうか？　若いときであれば、筋肉の萎縮スピードが緩やかなので体を動かすことを怠らない意識で十分かもしれません。しかし**50代を超えてからは筋肉が失われていくスピードは加速していき、年間1%ずつ筋肉は失われていきます**（Front Physiol.2012）。そのため中年にさしかかった年代こそ、運動を強く意識しなければいけません。**日常的に運動をしているだけで、アルツハイマー病の発症のリスクは約半分になります**（Neurology.2012）。

運動は気の向いたときに行うだけでは認知症を予防する効果はほとんど期待できません。毎日少しずつでもよいので、継続できる量を行うことが肝心です。継続することを重視するためにもまずは単純にP110でお伝えしたように歩行する習慣をつけることがスタートです。そして体を動かすという習慣がついた人は次に意識的な運動を取り入れていきます。過去の研究で一貫して報告されているのは、心肺機能を使った有酸素運動です。研究で**1週間に150分以上の運動を行うことにより、認知機能の改善を認めることが示されている**ことから、この運動時間が一つの目安になります。しかし毎日30分近く運動することは実際問題としてなかなか継続できないのが実情です。

ジョギングや早歩きには運動としての楽しさが少ないのもまた欠点です。そのため行うことが比較的楽しく、そして短時間で一定の負荷をかける運動が毎日継続するためには理想的です。そこでおすすめしたい運動は「**縄跳び**」です。実は縄跳びはコロナ感染症でジムに行けなくなった頃から、自宅近くの小スペースでできる運動として再注目されている運動です（Brain Sci.2021）。

縄跳びという運動は単に一定のリズムでジャンプしているだけではなく、**腕と足を連動させながら、目で見た情報をもとに脳を働かせて跳ぶタイミングを計る高度な協調運動**です。そのために縄跳びには認知機能を改善する効果があります（Int J Environ Res Public Health.2022）。バランスを保つ能力も向上することが示されているため、将来的な転倒を防止する上でも有効です（Sci Rep.2023）。短時間でできる運動であるため継続がしやすく、また脂肪を燃焼させる効果も高いことが示されています（Eur J Appl Physiol.2019）。

同様に、室内でできる楽しくジャンプする**トランポリン**もおすすめです。ジャンプする運動は骨を強化してくれる効果も期待できます。

ただし注意しなくてはいけないのは10分の縄跳びは30分のジョギングに相当します（Phys Sportsmed.1986）。想像以上に縄跳びは負荷のかかる運動であるため、子どもの頃や若い頃の感覚で最初から多くの回数や長い時間を跳ぼうとしないこともケガ防止のために重要です。同じく長時間のトランポリン運動も、運動に慣れていない段階では膝や腰を痛めることにつながります。いずれの運動もはじめは1〜2分から開始して、徐々に負荷を上げるようにしてください。

毎日2分からの「筋力トレーニング」

筋力トレーニングによる認知機能改善効果は、近年非常に注目されています。筋力トレーニングを行うことで認知機能や実行機能（実行機能計画を立て、目標を達成するために自分の行動や思考、気持ちを調整する脳機能）を改善する効果があることが示されています（Psychol Res.2020）。

実際に認知機能が下がっている人でも脳機能を改善します（J Am Med Dir Assoc.2014）。55歳から86歳の軽度認知障害（ＭＣＩ）と診断された人を対象に、週2～3回の筋力トレーニングを実施しました。このトレーニングは、トレーナーがしっかりついて、4～5人ずつがまとまって行い、マシンを使って5～6種目、主に胸部や背部、臀部や大腿など体の大きな筋肉を鍛える種目（チェストプレス、シーテッドロー、レッグプレス、レッグエクステンションなど）を高負荷で3セットずつ、60分以上実施しました。これを6カ月実施し、認知機能をテストすると、記憶力、注意力、実行機能の改善を認めました。さらにトレーニングをやめたあと6カ月後のテストでも、この脳機能改善は持続していました。

しかしジムに行って指導を受けながらトレーニングを行うことは、毎週実行するにはハードルが高いことも事実です。そのために僕がおすすめしたい方法は自宅で自分の体重を使った「**自重トレーニング**」です。自重トレーニングで主に体の大きな筋肉を動かす種目を取り入れます。

具体的な種目としては、**プッシュアップ**（大胸筋）、**スクワット**（大臀筋、大腿四頭筋）、**グッドモーニング**（背筋）、**スタンディングニートゥーエルボー**（腹筋）、**伸脚運動**（下半身全般、内転筋ストレッチ）、**ジャンピングジャック**（全身筋肉）などを組み合わせて行います（P133〜138参照）。ケガ防止のために、一つ一つの運動をフォームを崩さないように注意して行います。

①プッシュアップ（大胸筋）

プッシュアップとはいわゆる**腕立て伏せ**のことです。胸の大きな筋肉、大胸筋を使ってない人が多く、筋肉が固くなっています。床に肘をつき、体を沈めながら胸の筋肉を大きく伸ばして、ゆっくりと体を元の位置にもどしてください。肩甲骨を寄せるようにすると効果的です。負荷が強い場合は膝をついて行うようにしてください。壁を使ってやるプッシュアップはさらに負荷を減らすことができますし、立ちながら行うこともできます。

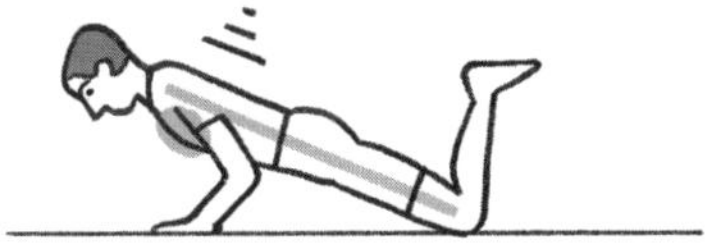

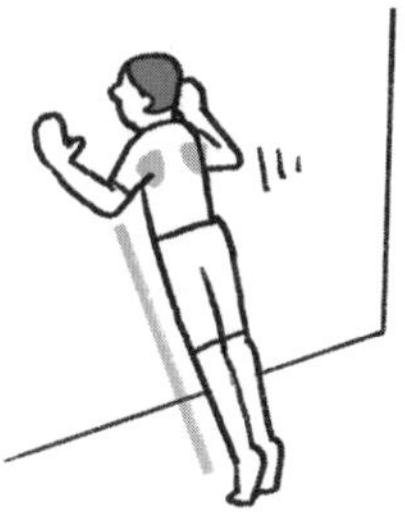

②スクワット（大臀筋、大腿四頭筋）

スクワットは臀部の大臀筋、太ももの大腿四頭筋を鍛えるもっとも効果的な方法です。ただし、フォームを間違えると膝を痛める危険があるので注意が必要です。安全にスクワットを行うためには、お尻を後ろに引いて上体をやや前傾し、膝が足の指より前に出ないフォームで行う必要があります。

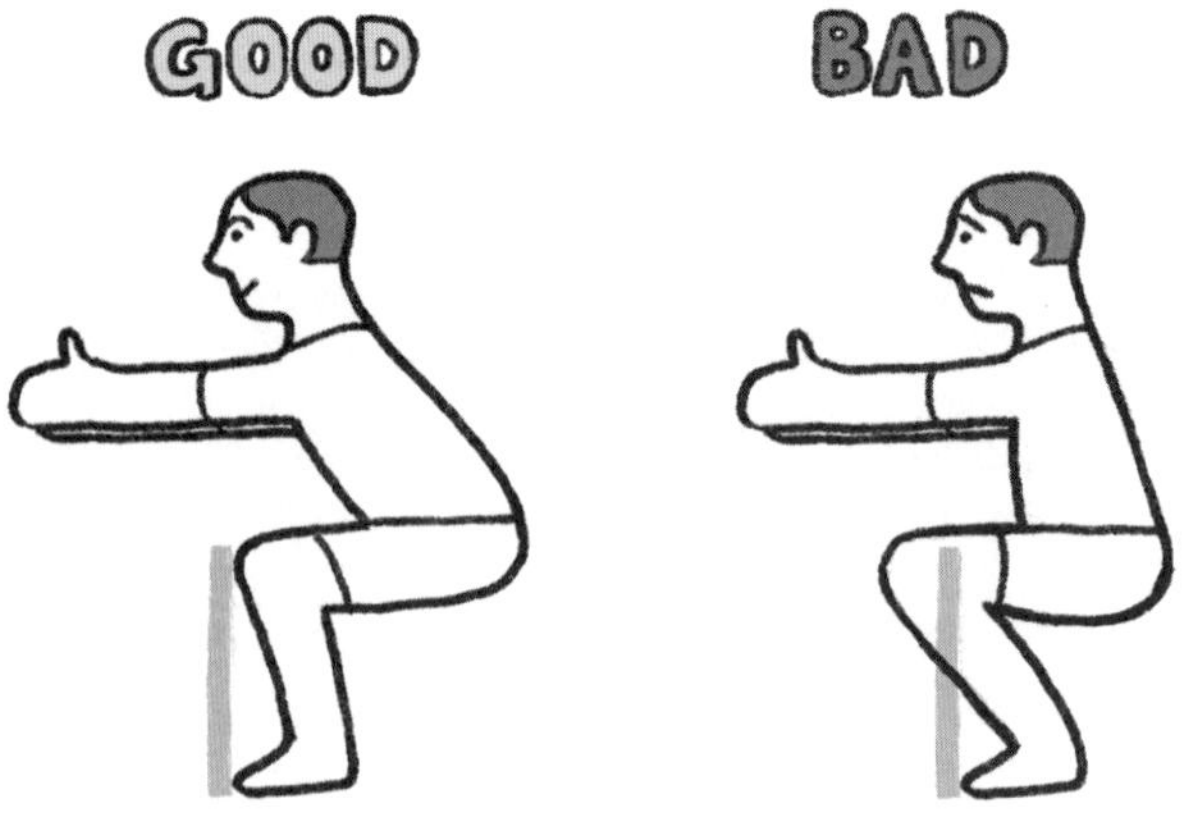

③グッドモーニング（背筋）

背骨の左右の筋肉である脊柱《せきちゅう》起立筋《きりつきん》を鍛える運動です。立った姿勢からお尻を少し後ろに引きながら、背中から腰をまっすぐにしたままお辞儀をしていきます。ゆっくりと上体を倒していき、太ももの裏につっぱりを感じるところまで行ったら元の立ち姿勢に戻ることを繰り返します。ももの裏＝ハムストリングス、お尻＝大臀筋にも同時に刺激を与えることになります。ダンベルやペットボトルを持ちながら行うと負荷をかけることができます。

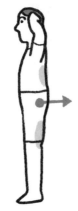

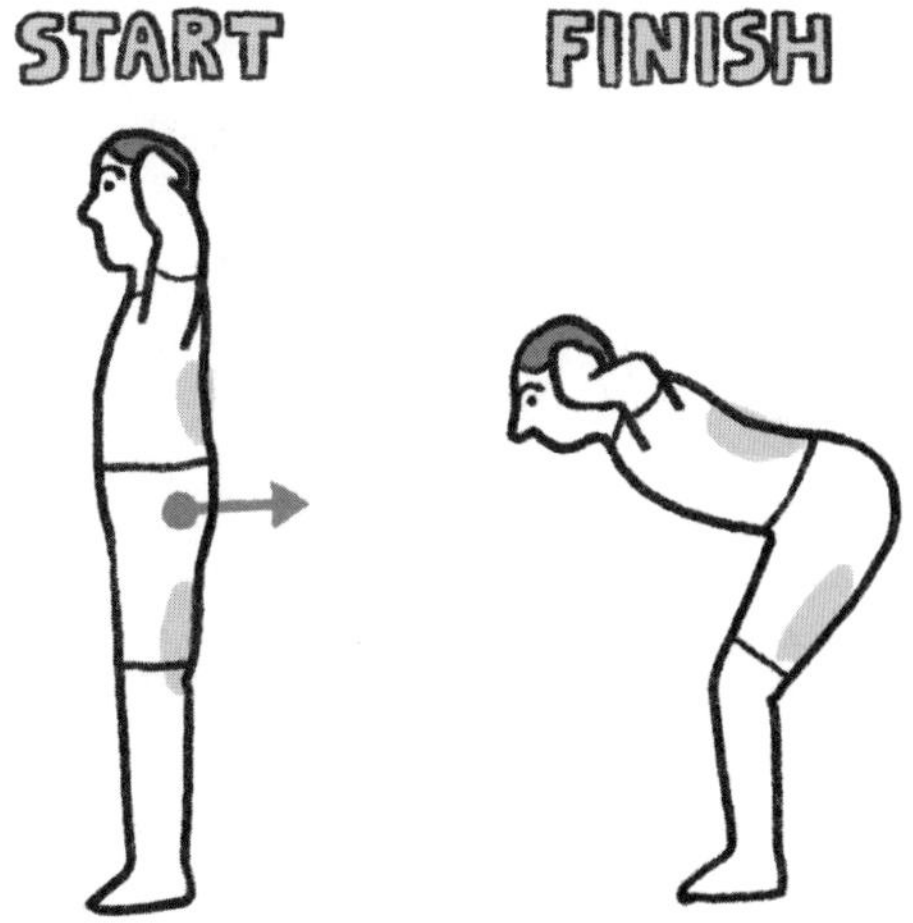

■■■ ④スタンディングニートゥーエルボー（腹筋）■■■

ニー（膝）を反対側のエルボー（肘）にくっつける運動を、立ったまま行う腹筋運動です。リズミカルに右の膝を上げて左に肘にタッチ、続いて左の膝を上げて右に肘にタッチを繰り返します。背中を丸めないようになるべく膝を高く上げて肘とタッチさせるようにしてください。同じ側の肘と膝をタッチさせるようにすると、主に脇腹の筋肉（腹斜筋）を重点的に鍛える運動になります。

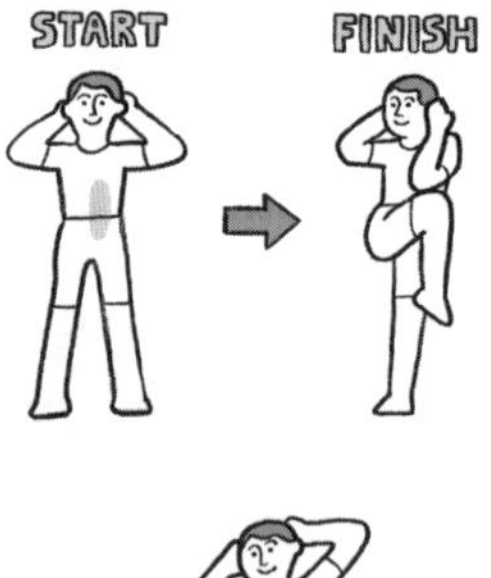

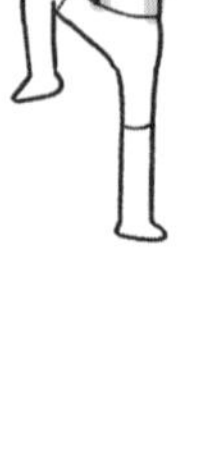

⑤ 伸脚運動（下半身全般、内転筋ストレッチ）

　年齢を重ねるにつれて萎縮が進む筋肉の代表が内転筋、太ももの内側の筋肉です。膝の痛みを訴える人はこの内転筋が萎縮しています。足を左右に開いて一方の足に踏み込みながら、反対の膝は伸ばしたままをキープします。踏み込んだ脚のかかとは浮かさず、背中も丸まらないように胸を張ると、伸ばした脚の内転筋や裏ももにストレッチがかかります。左右の足の開き、踏み込む深さは、痛みなく無理のない範囲で行います。

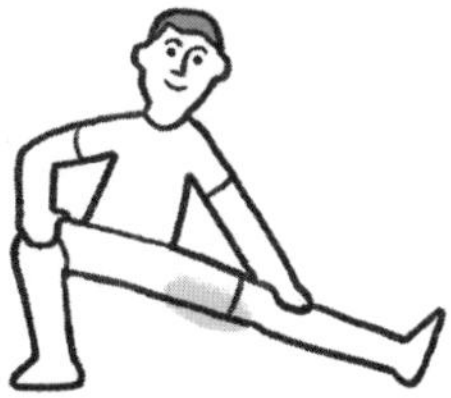

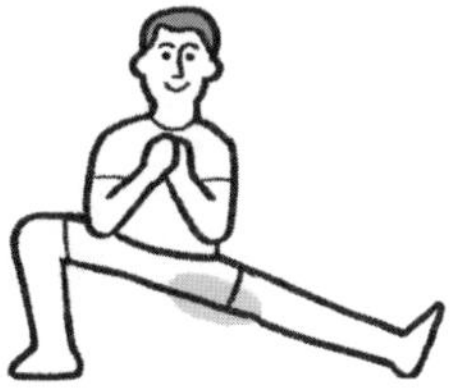

⑥ジャンピングジャック（全身筋肉）

ジャンプしながら手足を開閉させる全身運動です。ジャンピングジャックは全身を使った有酸素運動で、心拍数や呼吸数を上げることができるので、運動をする前のウォーミングアップとしても最適です。肩の痛みが強い人は無理せず上げられるところまでにしてください。膝に痛みのある人はジャンプする運動は避けたほうがいいので無理をしないでください。

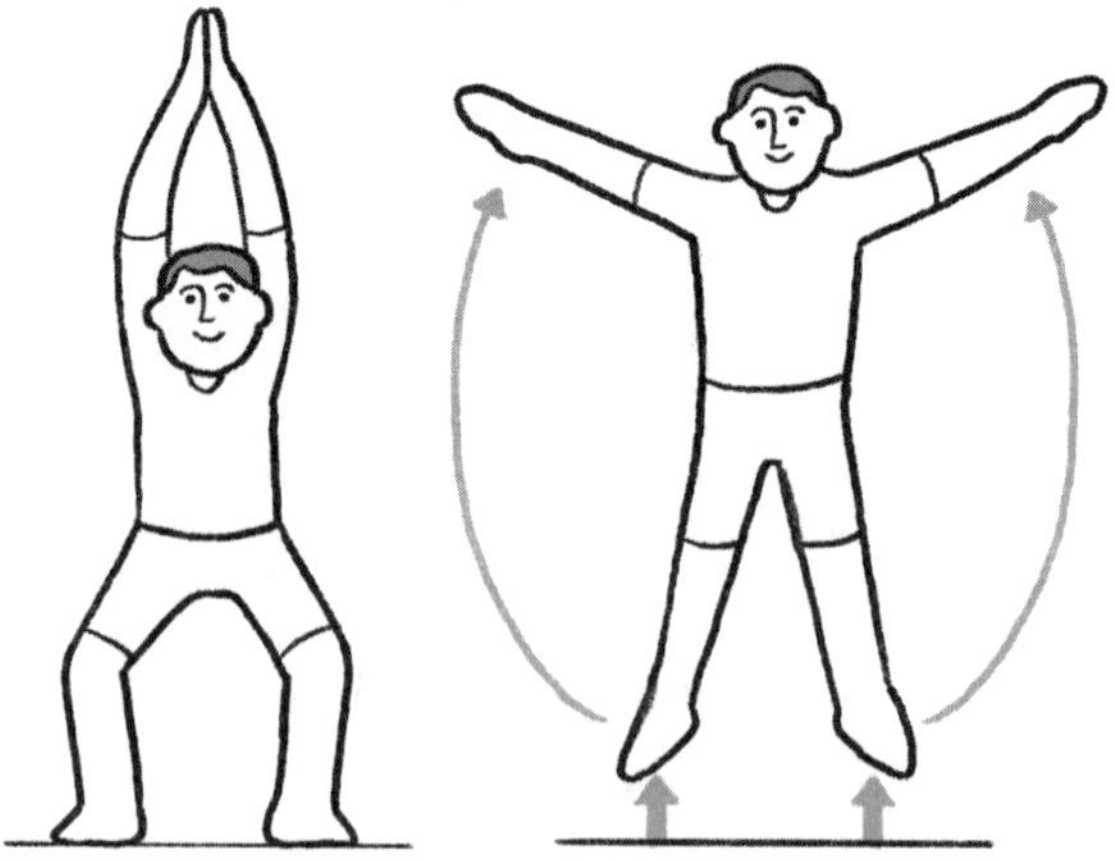

これらの種目を「インターバルトレーニング（強度を緩めたり強めたりして行うトレーニング）」の方法を取り入れて組み合わせながら行うと、短い時間に負荷をかけることができて疲れも残りません。インターバルトレーニングは有酸素運動の要素と追い込んだ筋力トレーニングの際の無酸素運動の両方を同時に行うことができます。

「インターバルトレーニング」でおすすめは、立命館大学教授、田畑泉氏が考案した「タバタ式」と呼ばれる方法です。20秒間運動を行い、10秒間休憩を入れる方法を繰り返して、まずは4種目（2分）から開始し、8種目（4分）まで増やします（Med Sci Sports Exerc.1996）。比較的楽にできるようになってきたら、ジャンプする動きを増やしたり、寝て行う種目を取り入れたり、運動時間を30秒まで延ばしたりして負荷を調整します。1種目30秒まで延ばすと運動負荷がかなり強くなるので、休憩時間も15秒から30秒にします。運動時間はトータルでも10分を超えないように気をつけてください。

タバタ式でトレーニングを行っても筋肉の機能は向上しますが、筋肉量は増加しません。筋肉量を増加させるためには、次のステップとしてダンベルを用いた筋力トレーニングなどに移行していく必要があります。しかしあくまでも脳の健康のためのトレーニングですので、負荷をかけすぎないこと、短時間でも毎日続けることに重きを置く必要があります。プッシュアップも壁を使って行えば立ったまま行えます。カーフレイズ（背伸び運動／ふくらはぎの筋肉を鍛える）などとともに、これらの種目をホームで電車待ちの最中や座り仕事の隙間の時間にもどんどん取り入れて行ってください。

年齢とともに「筋肉にサシ」が入る

筋肉の量を維持することは認知症予防の上でも非常に重要ですが、筋肉の質と認知症についても知っておくべきことがあります。年齢に伴っておこる筋肉の変化は、筋肉量の低下とともに、「**筋肉組織内の脂肪沈着**」があります。筋肉内の脂肪沈着の一番分かりやすいイメージは、若いうちはヒレ肉のような筋肉ですが、年齢を重ねるにつれて霜降りになっていくというものです。筋肉の中に脂肪のサシが入っており、食肉の牛肉では高級なイメージがありますが、健康面で考えると非常に不健康な筋肉です。

筋内内脂肪は筋線維の内側（筋細胞内）と外側（筋細胞外）の両方に蓄積します。健康な筋には約1・5％の細胞内脂肪が存在しますが、肥満者では5％以上に増加します（Int J Obes Relat Metab Disord.2001）。そして年齢を重ねるとその割合がさらに増加して10％以上を占めるようになります（J Magn Reson Imaging.2009）。

マラソン選手にとっては、筋肉内の脂肪は運動中のエネルギー源として重要ですが、一般人にとっては全く逆の作用を示します。筋肉はP125でお話ししたように糖の代謝やインスリン感受性に関わります。筋肉内の脂肪の蓄積はインスリン感受性を低下させて肥満やメタボリックシンドロームの原因にもなり、慢性の炎症を体内に大きく誘導することにつながります（Obesity (Silver Spring).2011）。

そして高齢の男女において筋肉内の脂肪はより速く、より大きな認知機能低下の危険因子であることが報告されています（J Am Geriatr Soc.2023）。69〜79歳成人1634人を対象に、1年目と6年目にCTスキャンを用いて太ももの筋脂肪を測定しました。認知機能は1年目、3年目、5年目、8年目、10年目に評価します。CTスキャンで測定した筋肉内脂肪量が増加していた人たちは、経過観察の3年後にはすでに認知機能の低下が認められました。経過を追うごとに筋肉内脂肪の多い人と筋肉内脂肪の少ない人では認知機能の差が拡大していきました。この差は既知の認知症危険因子であるＡＰＯＥ遺伝子、高血圧、糖尿病などの危険因子の影響を取り除いても、筋肉内脂肪は認知症の危険因子として認識すべきであるという研究結果を導くものだったのです。筋肉脂肪率は認知症のリスクを推定する方法として医療機関ではまだ測定されていません。若い頃と同じぐらい筋肉があると思っていても、実は筋肉内で、筋肉と脂肪が置き換わっていたら、一見数年前とサイズは変わらないように思えるかもしれません。しかし運動をしていない人であれば確実に脂肪蓄積は増加しています。筋力トレーニングは年齢に伴う筋肉の脂肪化の進行を確実に予防します（Int J Environ Res Public Health.2021）。僕たちが**認知症予防のために取り組むべきは筋肉内の脂肪を減らすことである**ことが理解できれば、筋トレの重要性を再認識してもらえると思います。

運動することのストレス改善効果

ストレスが認知症を引きおこす大きな要素であることは2章でお話ししていますが、**運動が認知症予防に重要であるもう一つの理由はストレスを軽減してくれること**です。ストレスレベルと運動量には明確な関連があります（Stress.2011）。運動をするとなんとなく気分がいいということは誰もが経験があると思います。実際これは研究でも示されており、**運動をしたあとはその後一定期間ポジティブな感情が生じやすく、そしてストレスが低下します**（JMIR Form Res.2023）。運動とストレスレベルや感情との関連は、脳の神経伝達物質が関連していると考えられています。運動することにより、コルチゾールやアドレナリンといった体内のストレスホルモンを減少させ、脳内にドーパミン、セロトニンや脳内の麻薬様物質であるエンドルフィンを増加させます（Neurobiol Aging.2011）。セロトニンが増加すれば、心が落ち着いて気分が向上します。不安感も和らぎ意欲的な気分になります。運動により、意欲の増加、情動の安定、高揚感が生じてくるため、楽観的でリラックスした気分になりやすくなることは、ストレスの影響を受けにくいことになります。

もちろん気分が落ち込んでいるとき、活動性が落ちているときにいきなり運動をしようと思ってもなかなか気分がのりません。

ストレスダメージの受けにくさには2種類あり、同じストレスを受けてもダメージを受けにくい場合と、大きなダメージを受けてもそこから素早く回復することができる場合とがあります。

運動によるストレスに対するレジリエンス（P41）の効果はどちらが作用しているかは分かっていませんが、**運動をしている人はストレスの影響を受けにくい**ことは事実です。メンタルが落ちているときに運動で気分を高揚させるということは現実には難しいため、普段から運動しておくことでストレスを受けにくいメンタルに鍛え上げておく、レジリエンスを上げておくことが、ストレス耐性を高める上で重要です。

前述したように、運動によって誘導されるBDNFはストレスに対するレジリエンスを誘導する因子です。運動を続けられることそのものが、自己イメージと自信を向上させ、ストレスの多い状況をコントロールする感覚を高めます（Sports Med.1991）。運動をしている時間は少なくともストレス要因から気をそらすことができ、身体活動の瞬間を楽しむことができるため不安を感じる時間を減らすことができます。

新型コロナ感染症のまん延によってストレスを感じなかった人はいなかったはずです。外出できない、人に会えないという突然襲ったストレスのある環境に負けなかった人はどんな人だったか？　それは普段から体を動かす習慣のある人でした（Front Psychol.2021）。この先も自分でコントロールできないストレスを受ける機会は、多く訪れるはずです。ストレスマネージメントには運動が有効であるということを忘れないように、普段から体を動かす習慣をつけること、そしてストレスで気分が滅入っているなと感じたらまず運動をしようと頭の中に思い浮かべるようにしておいてください。

5章

認知症を予防する生活習慣

加工食品をやめる

「認知症予防によいサプリメントはありますか？」とよく聞かれます。残念ながら認知症の進行を緩やかにしてくれることを示すサプリメントが存在することは事実ですが、認知症になる確率を格段に下げてくれるような魔法のようなサプリメントは存在していません。それはサプリメントで摂取するよりも、毎日摂取している食事の影響が大きいためで、**結局普段何を食べているかが認知症のリスクを決めます**。

健康的な食事と良好な栄養状態は、高血圧や糖尿病など認知症の危険因子となる疾患の発症を抑制することができるため認知症予防に対しても有効に働くと考えられています。しかし、医学雑誌Ｌａｎｃｅｔの２０２０年委員会では栄養と認知機能の健康との関連を示すデータはまだ結論が出ていないとしています（Lancet.2020）。そのためどのような食事が認知症を予防してくれるかではなく、どのような食事をすると認知症リスクが上がるのかという視点でまず見ていきましょう。

まず**明らかに認知症リスクを上げる食習慣があります。それは加工食品の摂取です。**

加工食品に分類されるものは、スーパーで売られている野菜や果物、肉類、魚などのその食材が収穫されたままの形で売られているものではなく、パッケージ化されたすべての商品が含まれます。お菓子、菓子パン、デザート、清涼飲料、インスタントラーメン、レトルト食品などはもちろん、コンビニやデパートで販売されているお弁当、お惣菜も含まれます。これらの食品には、さまざまな植物油脂、添加された糖分、および嗜好性や保存性を高める多様な添加物が多く含まれていることが特徴です。加工された食品は、原材料の段階で微量栄養素が失われており、食物繊維が少なくなります。

1日の食事の中に占める加工食品の割合は年々増加しており、シリアルやピザなどの摂取の多いアメリカ人では、現在60％以上のカロリーを加工食品から摂取しています。この傾向は日本人でも同じで年々加工食品摂取の割合が増加してきています。

東京大学が、日本人成人2742人を対象とした食事記録のデータをもとに、菓子パンや清涼飲料などの超加工食品の摂取量を調査しました。その結果、1日の総エネルギー摂取量のうち、加工食品から平均して30〜40%を摂取していることが示されています（Nutrients.2023）。疫学調査では**加工食品の摂取の割合の高い人は一貫して認知症リスクが高くなることが示されています**（J Neurol.2024）。この事実から考えると、加工食品の摂取の増加も日本人の認知症リスクが上昇している要因の一つであることは間違いありません。

加工食品の摂取は心臓病、糖尿病、がんなどのすべての慢性疾患のリスクも上昇させるとの研究結果が続々と報告されています（Br J Nutr.2021）。何気なく飲んでしまっている缶コーヒーやジュース、コンビニでついつい買ってしまうお菓子、食事を作る時間がかからないレトルト食品やインスタント食品をよく食べている人はまずはそれらを少なくする、できればほとんど摂取しない食習慣に変えていってください。

認知症の少ない地域（ブルーゾーン）の食習慣をまねる

認知症にならない食事に決まったものはなくても、認知症が少ない地域ではどのような食事をしているかを見ることによって、そのヒントを得ることはできます。世界には100歳を超えてもなお元気に生活をしている人たち（センティネリアン）がたくさんいます。**この長寿者が多数存在している地域が世界に5カ所あります。**

その地域は「**ブルーゾーン**」と呼ばれ、**イタリア・サルデーニャ島、米カリフォルニア州のロマリンダ、コスタリカのニコヤ半島、ギリシャのイカリア島、**そして**日本の沖縄**です。

残念ながら、この中で日本の沖縄は、調査が行われ「ブルーゾーン」と呼ばれた2000年代から食事や生活習慣が大きく変わってしまったため、現在の沖縄県を想像するとびっくりするかもしれません。沖縄以外の地域では現在でも伝統的な食事法、生活習慣を実践しています。ブルーゾーンでは人々は90歳、100歳になっても食事は自分で作り、畑で野菜を作り、近隣の人とのコミュニティを作りながら認知症とは無縁の生活を送っています。

ではブルーゾーンの人たちの食習慣の特徴はどういったものでしょうか？　調査した際の沖縄の伝統的な食事では、戦後の食生活が貧しい時代の食事を若いときから続けているため、動物性の肉や脂肪はほとんど摂取しませんでした。大豆（豆腐、みそ、納豆、枝豆）などの植物性タンパク質も全カロリーの5％程度で、タンパク質の摂取量はかなり少ない食生活でした。カロリーのほとんどは炭水化物で、戦後しばらくは紅芋、サツマイモなどの芋類かキビを主食としていましたが、調査を行った2000年代当時はお米になっていました。野菜や豆類を積極的に摂取し、ウコンやゴーヤなどの抗酸化作用の強い食材も毎日の食生活に取り入れていました。**他のブルーゾーン地域でも同じく野菜や全粒穀物などの植物性の食事が基本である**ことは同じです。

イタリア・サルデーニャ島やギリシャのイカリア島などの地中海沿岸地域の伝統食は地中海食と呼ばれます。新鮮な野菜、豆類、ナッツ、オリーブオイル、適量の魚、ワインなどを食事に取り入れ、現在では世界でもっとも健康的な食事と評価されています。

地中海食を実践している人々はソーセージやハムなどの加工肉や加工食品をほとんど摂取しません。地中海食の実践と認知症リスクの低下に関しては研究が進んでおり、伝統的な食生活を守っている人は認知症のリスクが低くなることが示されています（J Am Geriatr Soc.2021）。

オリーブオイルにはビタミンEやポリフェノールなどの抗酸化物質が豊富に含まれます（Nutr Metab Cardiovasc Dis.2010）。オリーブオイルの辛みの成分であるオレオカンタールには鎮痛剤と同じ炎症を抑える効果があります。オレオカンタールにはもう一つ注目すべき効果が確認されています。それはアルツハイマー病の進行に伴って脳内に増加してくるアミロイドβを脳内から除去する能力を高めることが示されているのです（ACS Chem Neurosci.2013）。

地中海食でも伝統的な沖縄の食生活でも共通するのは、抗酸化物質が豊富な食材を積極的に取り入れていることです。抗酸化物質とは体のサビの原因である活性酸素の発生やその働きを抑えたり、活性酸素そのものを取り除く物質のことです。抗酸化物質の代表はポリフェノール、カロテノイドなどで、先に紹介したオリーブオイルやウコン、ゴーヤ、緑黄色野菜などに含まれています。活性酸素は脳神経細胞のつながりであるシナプスに障害を与えることが示されており、アルツハイマー病の発症に活性酸素が関連していることは間違いありません（J Alzheimers Dis.2017）。食事ごとに少しずつ抗酸化物質豊富な食材を取り入れる食事をすることが、認知機能を維持する上で重要な要素になると考えられます（Antioxidants (Basel).2021）。

脳機能改善が期待できる食材

それだけ食べていれば認知症の発症を抑えられる都合のいい食材はありませんが、過去の研究で脳機能に対して良い効果を発揮してくれる食材があるのは事実です。ここでは認知症を予防したり、認知症の進行を防ぐ食材について紹介します。

Ⓐ銀杏の葉

脳に良い食材に「銀杏（イチョウ）の葉」と聞いて「あのギンナンのなる銀杏のこと？」と驚いたかもしれません。その銀杏の葉です。イチョウには、酸化ストレスから細胞を保護する**抗酸化物質であるフラボノイドと、テルペノイド**が多く含まれています。銀杏の葉はお茶として摂取することができます。銀杏の葉のエキスはサプリメントとしても販売されています。銀杏のエキスが、認知症患者の認知機能と社会的機能を改善させる効果があることが研究で確かめられています（JAMA.1997）。

Ⓑ カカオ（ココア、チョコレート）

カカオに含まれる**抗酸化物質であるフラボノイド**は神経細胞の機能を改善し、再生を促進することによって記憶と学習を改善させる効果があります。ココアはフラボノイドの豊富な供給源であり、神経保護作用があることが示されています（Psychopharmacology(Berl). 2015）。1週間フラバノールを豊富に含むココアを摂取すると、脳動脈の血流速度を増加させることが超音波検査で確認されています（Neuropsychiatr Dis Treat.2008）。そしてココア飲料を8週間にわたって毎日摂取することでＭＣＩ（軽度認知障害）の高齢者における認知機能の改善が示されています（Hypertension.2012）。

Ⓒ ＭＣＴオイル

脳のメインエネルギーはブドウ糖ですが、アルツハイマー病やＭＣＩ（軽度認知障害）では糖の利用効率が低下するために、かわりのエネルギー源が必要です。そのエネルギー源は脂肪酸を分解して作られる**ケトン体**（アセト酢酸、βヒドロキシ酪酸）です（Exp Gerontol.2018）。**中鎖中性脂肪**（ＭＣＴ）オイルは、通常の脂肪酸よりも短い脂肪酸で作られる脂肪です。一般に脂肪酸はエネルギーとして使用するのに時間がかかりますが、ＭＣＴオイルはブドウ糖と同様の短時間でエネルギーとして利用可能です。ＭＣＴオイルを11カ月間継続的に摂取していたアルツハイマー病患者では、本来時間とともに低下するはずの認知機能が低下しなかったという事実が示されています（Alzheimers Dement（N Y）.2022）。少なくとも食品であるＭＣＴオイルの摂取で認知機能が維持されるなら、試してみる価値はあります。

Ⓓ ウコン（ターメリック）

ウコンは単なるカレーのスパイスではなく、その有効成分クルクミンには抗炎症作用、抗がん作用、抗酸化作用などの効果が証明されており、もっとも医学文献に登場する食材です。多くの研究で、ウコンが脳に対しても機能改善する効果をもたらすことが示されています。動物実験では、**クルクミン**がＢＤＮＦの脳内レベルを増加させることが分かっています（Mediators Inflamm.2017）。認知症を改善させる効果まで期待できるかは結論が出ていませんが、クルクミンを認知症のない60代に18カ月間投与した研究では、認知機能を大きく改善する効果を認めており、認知症予防にはウコン摂取が推奨されます（Am J Geriatr Psychiatry.2018）。

Ⓔ ブルーベリー

ブルーベリーには**アントシアニン**などの生理活性フラボノイド化合物がたっぷり含まれています。アントシアニンはこのブルーベリーの青紫色の色素で、また感染や酸化などのストレス要因からブルーベリー自身を保護しています。そしてこの色素はヒトの脳を酸化ストレスから守る働きもあります。認知機能低下を感じている50歳から65歳の男女にブルーベリー0・5〜1カップ（100〜200㎖）に相当するフリーズドライパウダーを12週間摂取してもらったところ、実行機能、精神的柔軟性などさまざまな脳機能改善効果を認めています（Nutrients.2022）。同時に空腹時のインスリン値を低下させる効果もあり、ブルーベリーの持つ糖代謝改善能力が脳へも良い働きをしてくれると推察されます。

Ⓕ オリーブオイル

オリーブの実、葉、オリーブオイルなどには700以上の植物栄養素が含まれています。特にエキストラバージンオリーブオイル（EVOO）には、炎症を抑える**オレイン酸**や、心臓病やがんなどさまざまな病気のリスクを下げる抗酸化物質が豊富に含まれています。動物実験では食事にEVOOを加えることで、アミロイドβ、Tauタンパク質を抑制し、神経の炎症を減少させ、記憶機能が改善することが示されています（Aging Cell.2020）。

またEVOOは「**オートファジー**」と呼ばれるプロセス（傷んだ組織を壊して再利用する）を活性化し傷んだ細胞を再生させる効果も持っています（Ann Clin Transl Neurol.2017）。ギリシャで行われた研究で、MCI患者に対してEVOOを毎日50㎖

ずつ12カ月間摂取してもらう群と、摂取しない群で比較しました。ＥＶＯＯを毎日50㎖ずつ摂取した群は認知機能を改善したのに対して、摂取しない群では認知機能が不変もしくは悪化していました（J Alzheimers Dis.2020）。通常使用している植物油の20～30ｇをＥＶＯＯに置き換えるだけでも認知機能が変わることが示されていることから、比較的簡単に実施できる認知症予防対策であるといえます（J Transl Med.2018）。

Ⓖ ニンニク

現代の薬理学的研究において、ニンニクは、抗酸化作用、抗炎症作用、心臓保護作用、抗がん・抗菌作用など、さまざまな生物活性を持つことが示されています（Avicenna J Phytomed.2014）。ニンニクに含まれる硫黄化合物である**アリシン**の働きです。刻んだり砕いたりすると活性化するアリイナーゼという酵素がニンニクには含まれており、その酵素が生ニンニク中のアリインを活性型のアリシンに変換させます。そのためニンニクは刻んだりしたあとにしばらく置いておくと活性が強くなります。

多くの動物研究で、ニンニクのエキスがアルツハイマー病の進行を抑制して認知機能を改善させることが示されています（J Ethnopharmacol.2021）。

ヒトではニンニクが認知症を予防する効果は確認されていませんが、血圧を下げたり、死亡率を下げる疫学研究が存在することを考えると、ニンニクを摂取するデメリットはありませんし、認知症予防にプラスに働くに違いありません（Nutrients.2019）。

ニンニクのにおいが気になる人は、スライスしたニンニクを水とエタノールの混合液に室温で10カ月以上保存することで製造される「**熟成ニンニクエキス**」（ＡＧＥ）を使用してください。アリシンなどの刺激性のある硫黄化合物が、無臭で刺激性のない化合物に変換されています。

Ⓗ ショウガ

ショウガは、伝統医療や代替医療のさまざまな分野で薬として使用されてきた長い歴史があります。消化を助けたり、吐き気を抑えたり、インフルエンザや風邪の予防に使われたりしてきました（Nutrients.2020）。**ジンゲロール**（gingerol）はショウガの主な生理活性化合物であり、強力な抗炎症作用と抗酸化作用があります。ショウガを加熱するとジンゲロールは活性の強い「**ショウガオール**」（shogaol）という成分に変わります。ショウガオールには強い神経保護作用があり、学習と記憶に重要な役割を果たす神経伝達物質であるアセチルコリンを増加させます（J Pharm Pharmacol. 2008）。人でも脳への効果が確認されており、認知機能が落ちていない平均53歳の女性にショウガエキスを2カ月間摂取してもらったところ、注意力と認知処理が改善していました（Evid Based Complement Alternat Med.2012）。

⓵ 緑茶

日本人にとってもっとも身近な健康食品といえば緑茶です。緑茶には抗炎症効果、抗酸化効果、免疫を強化する成分であるカテキンが含まれています。アルツハイマー病ではのＴａｕタンパク質のもつれが脳神経細胞の細胞死を誘導することが示されています。カテキンの成分の一つである「**エピガロカテキンガレート**」（ＥＧＣＧ）という分子は、脳神経細胞保護効果とともに、このＴａｕタンパク質のもつれをほどくことが示されています（Nat Commun.2022）。65歳以上の日本人高齢者を対象とした疫学研究では、緑茶の摂取頻度が高い人ほど認知症発症リスクは低いことが示されています（Am J Geriatr Psychiatry.2016）。この研究では1日に5杯以上の緑茶摂取が、明らかにリスクを下げることが示されており、この傾向は飲む量が増えるにつれてさらにリスクが下がる傾向を示しています。毎日1杯でもいいので緑茶を飲む習慣をつけてください。

Ⓙ 卵

ホスファチジルコリンは、脳内の神経伝達物質である**アセチルコリン**の原材料です。アセチルコリンを合成する能力は加齢とともに減少しますが、アセチルコリンの減少は記憶力の低下やアルツハイマー病の原因になり得ると考えられています（Front

Nutr.2022)。現在認知症の治療薬としてもっとも使用されているドネペジルは、アセチルコリンを分解する酵素をブロックする作用があり、結果的に脳内のアセチルコリンを増加させることを目的として使用されています。ホスファチジルコリンは卵黄に多く含まれます。

認知症があると調査時点では診断されていないが、物忘れが気になる、あるいは他人から指摘されたことがあるなどの60～80歳の日本人男女に、卵黄コリン（300mg／日）を含むサプリメントを投与することによって、認知機能が改善するかを観察しました（Lipids Health Dis.2023）。サプリメント投与群と偽薬群との比較で、12週間後の言語記憶の能力テストの成績は、サプリメント投与群において向上していました。過去の疫学研究でも卵黄のホスファチジルコリンの摂取量が増加するにつれて認知症発症リスクの低下と認知機能の改善に関連していることが示されています（Am J Clin Nutr.2019）。

脳機能改善が期待できる
10食材まとめ

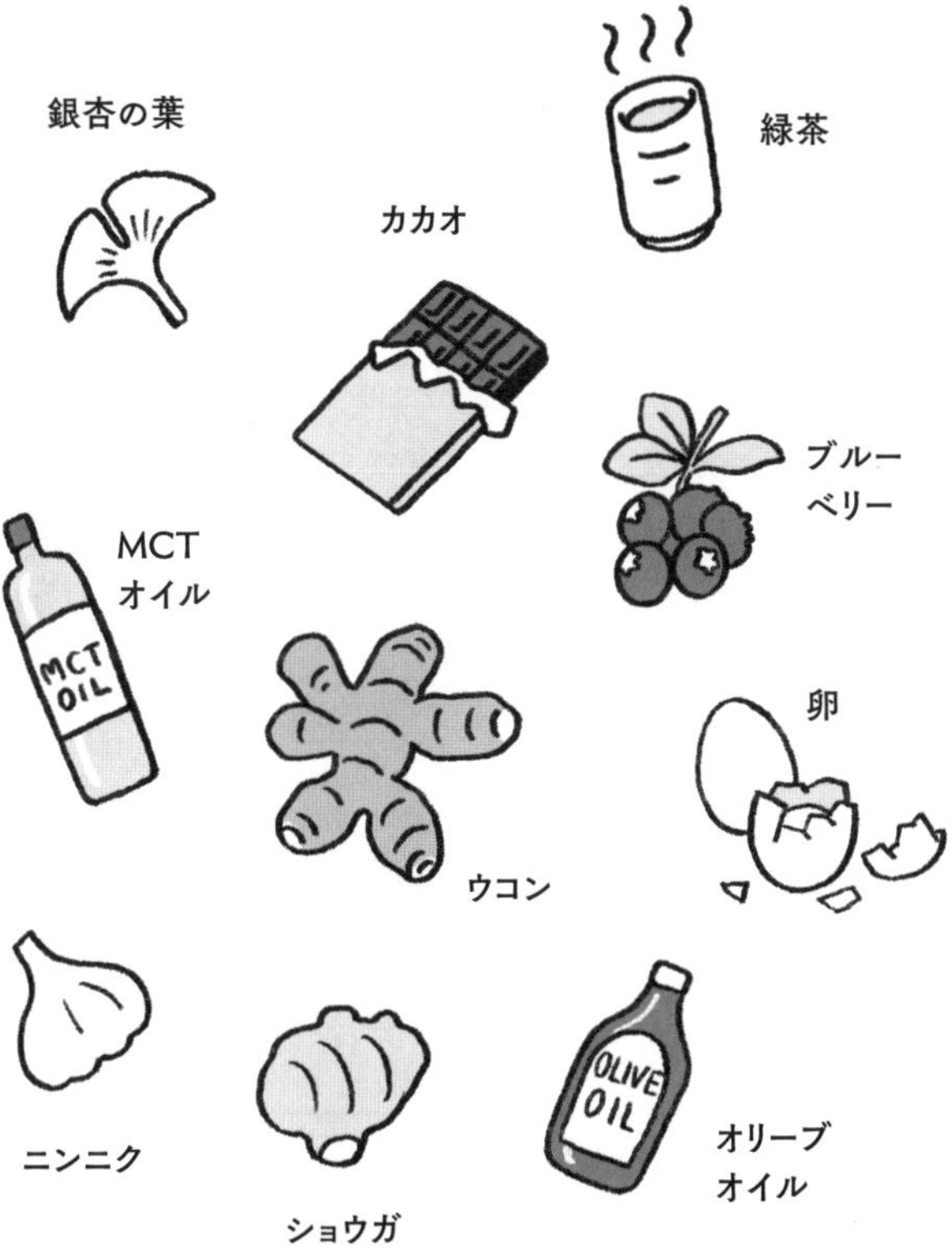
銀杏の葉
緑茶
カカオ
ブルーベリー
MCTオイル
MCT OIL
卵
ウコン
ニンニク
ショウガ
OLIVE OIL
オリーブオイル

善玉菌の好物を食べると認知症を防げる

僕たちの腸の中にはおよそ39兆の細菌が存在すると推定されています（Cell.2016）。これらのさまざまな種類の細菌のほかに、ウイルス、真菌、その他の微生物は、共同して食物の消化を助け、栄養素を作ることで、全身の健康維持に重要な役割を果たしています。また、腸内細菌は免疫システムをサポートし、脳機能に影響を与える化学物質を産生します。腸内細菌叢のバランスの乱れがアルツハイマー病やパーキンソン病などの神経変性疾患の発症、そして認知機能に影響を及ぼす証拠が続々と報告されています（Nutrients.2021）。

腸と脳がつながっていることは現在では「**腸脳相関**」という言葉で理解されています。腸内の微生物のコミュニティが神経を通じて直接的に、またタンパク質、化学物質を血液を通じて伝達することで、脳との間でメッセージをやりとりをするネットワークが形成されています。すでに述べたように、腸内環境の乱れは腸内の免疫細胞の過剰な反応を生み出し、その影響は脳内の免疫細胞であるミクログリアを活性化して脳内に炎症を引きおこします（J Exp Med.2019）。そのため認知症発症を抑える上で腸内環境を整えることの重要性が認識されるようになりました。

腸内環境を悪化させないために必要なことは、腸内の良い細菌、いわゆる善玉菌が好む食材をしっかりと摂取してあげることです。**腸内の善玉菌の一番の好物は食物繊維**です。酪酸は腸内細菌が生み出す脂肪酸ですが、主に食物繊維を分解して合成されます。酪酸は腸の粘膜の栄養源となるほか、腸内の炎症を取り除く作用があります。

好物の食物繊維をもらえなかった場合、善玉菌はどうなるのか？　餌がなくなるので善玉菌の量は減少します。そして食物繊維をエネルギー源としなくても栄養が得られる細菌が増加します。それらの細菌の餌は、腸の表面を覆う粘液です。粘液は腸を保護する作用があります。粘液が少なくなると腸の保護作用がなくなりますので、病原性の高い細菌なども簡単に腸の細胞に侵入することができてしまうため、炎症がおこりやすい環境になります。

厚生労働省の発表している平均食物繊維摂取量（２０１５年）は、男性は平均15・4g、女性14・7gです。1日あたりの目標摂取量は、男性21g以上、女性18g以上となっていますので、男性は5・6g、女性は3・3g不足していることになります。豆類の摂取の低下、パン食の増加、加工食品摂取の増加にともなって、ますます食物繊維量は減る傾向です。現代では普通に食事をしているだけでは食物繊維不足になってしまいます。意識的に雑穀や豆類、野菜を食事に追加していき、腸内環境を整えることを意識してください。日本人における食物繊維と認知症リスクを検討した19・7年間の観察研究では、**食物繊維の摂取不足は認知機能の低下につながる**ことが示されています（Nutr Neurosci.2023）。食物繊維不足が脳に与える影響は決して無視できるものではありません。

「食べない時間」を1日の中で作る

1日3食して、合間におやつを食べるような食生活をしていませんか？　認知症を防ぐためには何を食べるかはもちろん重要です。それと同時にどのように食べるかにも注目する必要があります。腸内細菌は腸内に均等の割合で存在しているわけではありません。胃の中や小腸の前半には腸内細菌はほとんど存在せず、そのほとんどは大腸内に存在しています。小腸内では胃酸や胆汁酸が殺菌するのと同時に、**細菌が増殖しないように働いてくれる特別なメカニズム**が存在します。それは食事などの内容物が滞らないように、口側から肛門側にすばやく送り出すメカニズムです。この腸の動きを**MMC**（migrating motor complex／空腹期強収縮群）と呼びます。

MMCがおこることによって、腸内細菌のバランスが保持されます。MMCの動きがおこるためには条件があって、それは胃内に何も食物が入っていないことです。もし3食摂って、間食もちょこちょこして、寝る前にも何か食べていたら、胃内に何も入っていない時間帯は寝ている間の2～3時間ぐらいしかありません。MMCは90分に1回程度しかおきませんので、このような食生活では寝ている間に1～2回しかMMCがおきていないことになります。そのために行ってほしいのが「**間欠的ファスティング**」という食事法です。

間欠的ファスティングとは1日を食べる時間と食べない時間にしっかり分けるという食事法です。少なくとも12時間は食事をしない時間を作ることで、しっかりとMMCがおこる時間を確保します。

この間欠的ファスティングという食べ方は何も新しいものではありません。もともと人類の生活で安定的に食事が供給されるようになってきたのは農耕が始まってからで、それ以前の社会では、食べ物が乏しいときには食べられない時間が長いことのほうが普通でした。人は遺伝的にこの食事法に適したメカニズムが刻まれています。

ここ10年ぐらいで間欠的ファスティングに対する関心が高まり、この食べ方に対するさまざまな健康上の利点があることが研究で取り上げられています。**間欠的ファスティングの最大の利点はインスリンというホルモン（P124）の感受性を改善すること**です。そのため間欠的ファスティングによって、糖尿病や動脈硬化を改善する効果も報告されています（Clin Diabetes Endocrinol.2021）。

インスリン感受性の改善は、脳細胞の栄養を改善にもつながります。そして間欠的ファスティングが脳機能にも影響を与えるという報告が増加しています。まず動物実験ではマウスに生後3カ月から間欠的ファスティングの食事法を実施すると、自由摂食を許可したマウスと比較して、17カ月齢で評価した場合、認知機能に明らかな差を認めました（Neurobiol Dis.2007）。また、平均67・9〜68・1歳のＭＣＩ（軽度認知障害）を有する人における間欠的ファスティングの効果を明らかにすることを目的とした研究が行われました（Nutrients.2020）。ここでの間欠的ファスティングは厳しいものではなく、毎週月曜日と木曜日の日の出から日没まで食べないようにする方法です。定期的にこの間欠的ファスティングをすでに行っている人と行っていない人で経過を3年間観察しました。間欠的ファスティングを実施した群では3年後、体重の低下、血圧の低下、血糖値の低下、ＬＤＬコレステロールの低下、中性脂肪の低下、そしてインスリン値の低下を認めました。そして定期的かつ一貫して間欠的ファスティングを実践することで、ＭＣＩであった高齢者が3年後の追跡調査時に認知機能が改善している割合が高いことが示されています。

この研究では週に2回だけ食べない期間を設けることだけで認知機能に影響を与えています。血圧や血糖値やインスリン値の低下が得られるレベルであれば、同様の改善が見込まれると思います。最初は1日に12時間食べない時間を作り、そして自分の体重や体調を見ながら16時間までの間で伸ばしていき、自分がもっとも快適な時間を探っていく必要があります。実施できるレベルで1週間のうち5日ぐらいは間欠的ファスティングの時間を見つけてください。

「瞑想」が認知機能を改善

脳神経細胞は使えば使うほど活性化し、効率的に神経細胞の情報伝達ができるようになっていきます。神経細胞同士のシナプスをつないだあと、何度も情報をやりとりするにつれてより効率的に伝えられるように発達していきます。この神経細胞の柔軟な回路を組み替える能力を「**脳神経細胞の可塑性《かそせい》**」と呼びます。脳梗塞で部分的に神経細胞が死滅して手を動かせなくなったとしても、リハビリを繰り返すとその機能を補うように周囲の細胞が代行して手を動かす神経ネットワークを再生させることができます。脳梗塞になった高齢の方でもリハビリをすることで機能を獲得していきます。脳神経細胞は刺激を与え続ける限り、年齢に関係なく再生し、ネットワークの再構築ができます。そのため効率的に脳に刺激を与える方法を常に実践するようにしてほしいのですが、その有効な手段が**瞑想**です。

瞑想はもともと宗教的な意味合いの強い心身修行であり、修行僧などが行うものでした。しかし現代では、**注意力や意識を高めたり、感情を落ち着かせたりする瞑想の効果が科学的に実証され、ストレスの緩和やパフォーマンスの向上などを目的として一般的に行われるようになってきました**（Behav Brain Res.2019）。瞑想の実践は、脳の体積や神経密度の増加、神経細胞同士の機能的なつながりを促進し、認知処理、記憶の定着、注意に関与する脳の部位の活性化やエネルギー利用の促進など、有益な脳の構造的・機能的変化がおこることが示されています（Ann N Y Acad Sci.2014）。

瞑想が認知症の進行を防ぐことができるかについての研究があります（J Alzheimers Dis.2017）。認知機能低下を自覚しており、医師によってＭＣＩの診断を受けている平均60・6歳（50〜84歳）の男女に対して毎日12分間の瞑想を実践してもらいました。

瞑想は、瞑想ＣＤを聞きながら、マントラ（心を落ち着かせるために唱える短い言葉）を唱えたり、ムドラ（各指先を親指に順番に触れる）を実践したり、視覚的イメージ（音のエネルギーが頭頂に入り、眉間から「L」の字を描いて出ること）を行います。試験開始前に認知機能テストを実施し、そして3カ月の瞑想実践後、再度認知機能テストを行います。

3カ月後、注意障害（注意散漫で他の刺激に気が移りやすく集中できなくなる）の改善、情報処理速度の改善、実行機能の改善を認めました。実行機能とは何らかの課題を行うために行動や思考を制御する脳機能であり、会話・読み書き・計算などに必要な能力です。**3カ月後の改善のもう一つの効果が自覚的に認知機能の改善を感じられることで、記憶障害に対する不安が軽減されました。**瞑想に不安を軽減する効果がありますが（Front Psychol.2019）、それ以上に自分の脳障害が進行するという不安が解消されたことはストレス軽減としては非常に大きな効果があるといえます。

この瞑想による認知機能の改善効果は、運動による脳機能改善効果とほぼ同等です（Ageing Res Rev.2014）。12分の瞑想実践というのは従来の瞑想による介入試験で実施された瞑想時間と比べても非常に短いものですが（Psychother Psychosom.2016）、このような認知機能の改善結果が出ています。一度実践してみると分かりますが、たとえ5分でも目を閉じてゆっくり深呼吸するだけで脳がすっきりとした感覚が得られます。5〜10分、人が入ってこない一人のスペースと時間を確保して実施してみてください。慣れてくれば電車の中で立ったままでも十分実践可能です。

口腔ケアで「歯周病」を防ぐ

口の中の環境が脳機能に影響を与えることを知っていますか？　日本歯周病学会のデータでは10代でも20％ぐらいがすでに歯周病を持っており、年齢が高くなるにつれてどんどん多くなり、55歳以上は6割ぐらいの人が歯周病を抱えています。歯周病は口の中で多くの細菌が繁殖して歯肉の周りに炎症がおきる病気ですが、歯周病が進行すると歯を失ってしまいます。慢性の炎症が認知症を引きおこすことは前述の通りですが、口腔内の炎症が全身の炎症の誘引となり、その結果認知症のリスク因子であることが認識されるようになってきました。

歯周炎を有する人は、歯周炎を有さない参加者よりも認知症のリスクが高いことが示されています（Int J Environ Res Public Health.2021）。歯を失うと噛む力が弱くなり食事の際に噛むことによって脳に与えていた刺激がなくなってしまい、認知症の発症リスクを高めてしまうこともおこります。

２０１９年には**アルツハイマー病の患者の脳から歯周病菌が見つかった**ことが報告されています（Sci Adv.2019）。ポルフィロモナス・ジンジバリスという歯周病菌は、「ジンジパイン」という毒性のタンパク質分解酵素を出して海馬などの脳の組織を破壊してしまいます。これは歯周病がアルツハイマー病の原因になり得ることを示した重要な報告です。ポルフィロモナス・ジンジバリスは口腔疾患のない健常人の25％にも低レベルで検出される菌です。口腔内から出血するような状況があると、その部位から簡単に菌が血液の中に入ります（**菌血症**）。ブラッシング、フロス、咀嚼《そしゃく》などの行為で出血したり、また歯科治療中にも一過性の菌血症がおこっています（J Clin Periodontol.2006）。実際に歯周病菌は脳の中だけでなく、心臓の血管や太ももの血管（J Oral Microbiol.2017）や肝臓の中（Biochim Biophys Acta.2013）でも検出されています。

口腔内ケアにもっと注意を払う必要があります。毎日の歯磨きはもちろんですが、フロスや歯間ブラシは口腔内を出血させないように注意深く使用します。そして定期的に歯科に通って歯石の除去を受けてください。歯石は唾液に含まれるカルシウムやリン酸が沈着して石灰化したもので、表面はデコボコしているのでバイオフィルムと呼ばれる細菌の固まりが付着しやすい状態になります。

日々の口腔内のメンテナンスに使用してほしいのが**エッセンシャルオイル**です（Pharmacy (Basel).2023）。植物から抽出したエッセンシャルオイルは強い抗菌効果を有し、口腔内細菌に対する治療効果があることから注目されています。ラベンダーオイル、クローブオイル、シナモンオイル、レモンオイルなどが歯周病菌に対する強い抗菌効果を持ちます。歯磨き粉に混ぜたり、うがい水にまぜたり、オイルプル（ココナッツオイルなどで行う口腔内洗浄法）のオイルに混ぜたりしながら、口腔内のケアに役立ててください。

サウナでデトックス

アルミニウムは、アルミニウム製の調理器具、ソーダ缶、アルミホイルなどで日常的に使用されていますが、制酸剤などの薬やワクチンにも使用されていたり、苦みを取るためにベーキングパウダーにも入っているなど、体内に入る機会の多い金属です。

造船、石油加工、ゴム工業、医薬、食品加工、農業、水処理などに長年使用されていますが、このような産業で働く人の中に喘息様や肺線維症などが報告され、アルミニウムによる健康被害であることが認識されました。そし**てアルミニウムがアルツハイマー病、筋萎縮性側索硬化症**（ＡＬＳ）**やパーキンソン病など、多くの神経変性疾患のリスク増加に関係がある**ことが報告されています（Toxicology.2014）。

１９８６年にノルウェーの研究で、飲料水中のアルミニウム濃度が高い地域で認知症による死亡率が高いことが報告されました（Exp Gerontol.1995）。その後フランスの65歳以上で非認知症の２６９８人の８年間の追跡研究で２５３例の認知症を認めました。その生活の中で、水やワインなどの飲料水中のアルミニウム濃度の高い人と濃度の低い人と比べると、認知症発症リスクはおよそ2倍でした（Am J Epidemiol.2000）。アルミニウムは通常血液脳関門を越えないため、どのようにアルミニウムが脳内に沈着するかは分かっていません。しかし日本人のアルツハイマー病患者の剖検（病理解剖）の結果から、脳のアミロイド繊維の中にアルミニウムを認めることが確かめられています（J Inorg Biochem.2009）。

水銀もまたアルツハイマー病の誘引要因になり得ることが示されています（Int J Mol Sci.2022）。多くの研究で、アルツハイマー病患者の血液中および脳組織中の水銀濃度が高いことが分かっています。カドミウムなどの他の重金属でもＴａｕタンパク質の凝集に関与することを示す研究もあるように、重金属の蓄積が脳の異常に関与する証拠が多数あります。これらの重金属は食品や環境から知らないうちに取り込んでしまうものも多いため、完全に除去することは不可能です。そのために体の外に出すことが重要です。体外に出すにはキレート剤と呼ばれる薬を使用する方法もありますが、僕たちの体にはこれら重金属を自然に排出するシステムが備わっています。それは**汗を出すこと**です。アルミニウムも汗の中にしっかりと排出されることが示されています（J Trace Elem Med Biol.2014）。

そのため普段から運動をして汗をかくか、サウナなどを積極的に利用してください。鉛やヒ素などの重金属は運動によって出る発汗のほうが大量に排出されますが、水銀は運動による発汗とサウナによる発汗で排出量に差がないことが示されています(Int J Environ Res Public Health.2022)。もちろん人の体の重要な排出経路は**便と尿**です。便秘になっていたり、水分摂取が少ないために尿が少なくならないように体のすべての排泄経路を駆使して重金属を体外に排出してください。

脳機能を改善するサプリメント

脳機能に影響を与える栄養素は存在しますが、それらのうち実際に認知症の治療に使われているものもあります。ここでは現在知られている認知機能を向上させる可能性のある成分について紹介します。

Ⓐ **フェルラ酸**

フェルラ酸とは、米ぬかや小麦、大麦などのふすまに多く含まれている**ポリフェノールの一種**です。果物ではブルーベリー、ブドウなどにも多く含まれます。フェルラ酸には高い抗酸化作用があり、アルツハイマー型認知症の進行の指標であるアミロイドβの蓄積を防ぐ効果も確かめられています（PLoS One.2023）。

しかし、実際にはフェルラ酸は血液脳関門を通過しにくいため直接的な効果ではないのではないかと考えられています（Eur J Med Chem.2021）。フェルラ酸には抗炎症、抗糖尿病効果もあり、この作用が脳機能改善に効果を発揮するのかもしれません（Phytomedicine.2017）。日本ではフェルラ酸とセリ科の西洋当帰（セイヨウトウキ）の抽出物製剤が認知症改善のサプリメントとして使用されていますが、臨床試験では認知症を改善させるまでの効果はないようです（J Alzheimers Dis Rep.2020）。

Ⓑ ビタミンD

ビタミンDは、カルシウムの代謝に関連するため、丈夫な骨を形成するのに不可欠なビタミンと認識されていましたが、近年ではより多くの機能を司《つかさど》る物質として認識されるようになってきました。感染症の予防につながる白血球マクロファージを活性化したり、逆に免疫機能が活性化しすぎることにより体にダメージを与えないように免疫を適宜調整する能力も持つことが確かめられています（Gene Rep.2022）。

そして**ビタミンD濃度を維持することが、認知症予防に重要である可能性も指摘されています**（J Prev Alzheimers Dis.2020）。疫学研究でビタミンDが正常な高齢者と比較して、ビタミンDが低下している高齢者では認知症リスクが87％増加することが示されています。ビタミンDを摂取しておくだけで認知症を予防できるわけではありません（Cureus.2022）。しかしビタミンDの持つさまざまな健康効果を考えるとビタミンD欠乏は避けたいところです。太陽を浴びる時間を長くする、日照時間の短い冬はサプリメントを摂取するなどを心がけてください。

Ⓒ ローズマリーオイル

アルツハイマー病では、脳内の**アセチルコリン**という神経伝達物質が減少して、神経同士の情報伝達が落ちていると考えられています。そのためこのアセチルコリンを分解する酵素をブロックする薬を投与することにより、アセチルコリンを増大させることが治療の中心となります。

ローズマリーは、世界でもっとも栽培されている食用ハーブであり、肉の臭み消しなどでよく使われています。

ローズマリーは強力な抗菌作用、抗がん作用、抗糖尿病作用、抗炎症作用、抗酸化作用を持っています（Braz J Med Biol Res.2022）。ローズマリーを加えると、肉を焼くと生じるヘテロサイクリックアミンなどの発がん物質の量が減少します（Foods.2022）。そしてローズマリーには認知症治療薬と同じく、アセチルコリンを分解する酵素をブロックする作用があり、認知機能を改善する効果を見込めます（Fitoterapia.2013）。その効果は速効性があり、高齢者に乾燥ローズマリー葉粉末を服用してもらった直後から記憶力の改善が得られています（J Med Food.2012）。

ローズマリーを料理に使用するのはもちろん、ローズマリーのエッセンシャルオイルの香りを嗅ぐことでも認知機能の改善効果は認められています（Iran J Basic Med Sci.2020）。

日常生活の中で行う簡単な脳トレ

Ⓐ 指を動かす

指先を使う作業を行うことも認知機能の低下予防になると考えられています。巧緻《こうち》性のある繊細な操作など指を巧みに使う作業は、認知機能と関連があります（J Gerontol B Psychol Sci Soc Sci.1997）。認知機能低下が見られない人と比較して、認知機能の低下が見られる人（ＭＣＩおよび軽度のアルツハイマー型認知症）では，手指の運動機能が低下することが示されており、認知機能低下とともに、指先がうまく使えなくなってきます。逆に指先の細かい作業をすることは認知機能を落とさないために重要であると考えられています。楽器の演奏や編み物、折り紙、タイピングなど指先を使った動きを毎日取り入れることができれば認知機能維持に役立ちます（Front Psychol.2013）。

そしてもっと日常的に指先を使う方法があります。それは**料理**です。最近では料理をすることは、メニューを考えたり、調理法、手順を考えたりと、より速く、より正確な、より効率的な脳の高度な実行機能を必要とする優れた脳トレーニングとも考えられています。もちろん、包丁を使用したり、指先を使う機会が多いことも料理が認知機能に影響を与える要因の一つだと考えられます。イタリアンのシェフは一般人と比較して脳、特に小脳の構造の変化を認めることも報告されています（PLoS One.2017）。また、脳の外傷などで脳機能が落ちてしまうと料理がうまくできなくなります

(Neuropsychol Rehabil.2008)。僕自身も、認知症に進行するようになった女性が、発症の数年前から食事を作るのがめんどくさくなってしまい、作る回数が少なくなったり、まったくやらなくなるという例を多数見ています。毎日自宅で料理を作って食べることも立派な認知症対策なのです。

Ⓑ クロスワードパズル

クロスワードパズルは雑誌のおまけページなどに載っていて日常的に楽しまれています。頭の中で次々と語彙《ごい》を探し、当てはめていく過程でさまざまな脳の機能を使用しています。そしてクロスワードパズルが優れた脳トレであることが証明されました(NEJM Evid.2022)。アメリカ・デューク大学の研究で、62歳〜80歳のMCIがある参加者107人に2種類のゲームのどちらかに12週間取り組んでもらいました。週に4回、30分間ずつオンラインで、クロスワードパズルもしくは脳科学者が認知症予防用に開発した脳トレゲームのいずれかを行いました。脳トレゲームはそれ以前の研究ですでに認知機能改善が認められていたものです。結果はクロスワードパズルを解いた人のほうがより認知機能を保つ効果を示していました。

さらに驚くべきことに、MRIで測定した脳の縮小はクロスワードパズルを行った人たちのほうが少なく、脳により強い刺激を与えていたことになります。別の研究では、認知症のない50歳以上の成人で調査した認知機能調査では、クロスワードパズルを行っている人はさまざまな認知機能が高いことが示されています（Int J Geriatr Psychiatry.2019）。普段から意識的に言葉を思い出す、思い浮かべる習慣をつけることが認知症を予防してくれることになるようです。

Ⓒ ジャグリング

脳機能を活性化させるためにはさまざまな脳の領域を同時に使用する作業をすることが有効です。**デュアルタスク**とは、2つ以上の認知活動と運動活動を同時に行う能力です。2つ以上の活動の間で、同時に注意力を発揮することは日常生活で機能的に行動する上でも重要です。ラジオを聞きながら料理を作る、食べながら会話をする、話を聞きながらメモを取る、周囲に注意を払いながら車を運転するなど、日常生活はデュアルタスクの連続です。通常多くの人は右手が利き手であるため、右手を使用するときはあまり脳を使用しなくても動作を行うことができます。しかし非利き手である左手を使用するときはかなり意識を集中しないと作業ができません。脳機能を活性化するために、左手を使用する動作とそれに伴う意識集中を同時に行うデュアルタスクは大人になってからも強く脳に刺激を与えることができます。ヒトの脳は高齢になっても、新しい学習や運動の要求に応じてその構造を変化させる能力をもっていることが証明されています。そのために是非始めてもらいたいのが**ジャグリング**です(Int J Environ Res Public Health.2022)。

ジャグリングは複数の物を空中に投げたり取ったりを繰り返し、常に1つ以上の物が浮いている状態を維持し続ける技術とされますが、簡単な例は日本の**お手玉**です。利き手と非利き手を同時に使用する、特定の運動パターンで同時にボールを投げ、キャッチし、それぞれのボールの軌道に注意を払うことを含むデュアルタスクトレーニングです。平均59歳の44人に3つのボールを使ったジャグリングをトレーニングしてもらいました。3カ月後1分のジャグリングができるようになったのはわずか10人でしたが、トレーニングをしただけでMRI検査で左前頭前野、左海馬を含むさまざまな領域で研究参加者の脳体積が増加していることが示されました（J Neurosci.2008）。年齢を重ねても運動学習の必要性に応じて脳の構造を変化させる能力は保持されています。ただしこれらの効果はなかなかできない課題に取り組んだ結果おこるため、すでにお手玉が得意な人は、別の物を投げる課題に変更するなど慣れていない作業を課してください。

Ⓓ カラオケ

作曲家は脳の解剖学的・機能的構成に影響を与える広範な訓練を積んでいるため、非作曲家よりも認知能力が高いことが示されています（Front Hum Neurosci.2012）。また作曲をしなくても音楽を聴きながら作業をすることは、脳に新たな刺激を与え、ワーキングメモリーや記憶などの認知能力が向上することを示す研究があります（PLoS One.2018）。単語を暗記する作業の20分後に音楽を聴くことで1週間後の記憶量に差があることを示した研究もあるように聴覚を刺激しながら別の作業をすることが脳に良い影響を与えるようです（Neurobiol Learn Mem.2010）。この観点でいうと単に音楽を聴くよりもおすすめなのが**カラオケ**です（Int J Environ Res Public Health.2020）。

加齢に伴う筋力低下には舌の力の低下も含まれます。舌の力が低下すると、嚥下《えんげ》能力に影響します（Geriatr Gerontol Int.2017）。カラオケは、長時間の発声を必要とする呼吸運動と発声筋を使った運動です。当然音楽を聴きながら同時に作業をするデュアルタスクでもあります。頻繁にカラオケで舌を動かせば、舌の筋肉の神経が強化され舌の筋力も上昇します。舌の筋力が認知機能と関連するという報告がされています（Geriatr Gerontol Int.2017）。そこで平均年齢82歳の高齢者に週1回1時間のカラオケ課題を実施してもらいました（Int J Environ Res Public Health.2020）。プロの歌手の指導を

認知症予防に良い
日常生活の脳トレまとめ

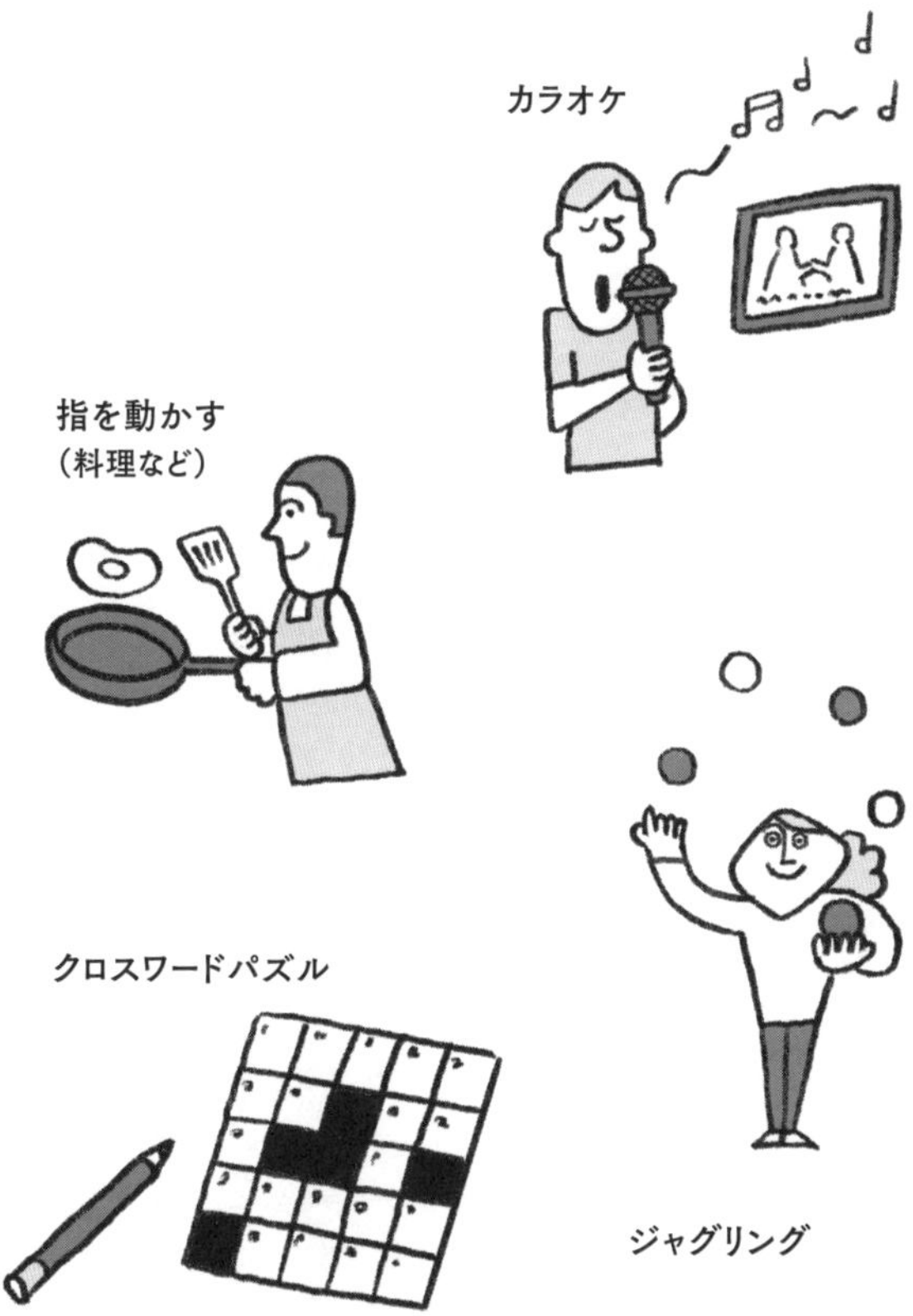
カラオケ
指を動かす
（料理など）
クロスワードパズル
ジャグリング

受けながら、好きな歌や新曲を練習します。曲の難易度を徐々に引き上げるようにしてチャレンジを繰り返して行っていきました。12週間後、呼吸機能、舌の機能の改善とともに、脳の認知機能改善も認められました。カラオケは日本の高齢者にとって身近な体験であり、人間関係を構築する上でも非常に有効な方法ではないかと思います。是非頻回にたくさんの人と歌を歌い、また新曲にチャレンジして脳に刺激を与えていってください。

認知症を防ぐ方法まとめ

メンタル

□常にポジティブな考え方をする人の近くにいる環境を整える（P59）

□失敗してもそこから何かを学び取ればいいと考える（成長マインドセット　P60）

□「反芻思考」に陥らないようにする（P63）

□ストレスを過剰に感じないように考え方をずらす（リフレーミング／P78）

□「他人は変えられない」と割り切る（P79）

□カーッとしたら、「感情をラベリング」する（P82）

□怒りの感情が動いたら、深呼吸して冷静になってから決断する（P87）

□立場にとらわれず素直に学ぶ（P90）

□楽観的な「色眼鏡」をかけてみる（P93）

□「ちょっと不慣れな」「初めての」体験をする（P96）

□ニュースを見すぎない（P102）

□「どんなときも必ず解決方法がある」と考える（P104）

□自分の本当にやりたいことを見つける（P104）

運動

□1日に5千歩以上歩く（P111）

□年を重ねても歩くスピードを維持する（P112）

□運動して「脳活性物質」を出す（P115／120）

□運動して脳に直接栄養を送り込む（P124）
□毎日1～2分の「縄跳び」をする（P127）
□毎日2分からの「筋力トレーニング」（P130）
□運動して、ストレスを受けにくいメンタルを作る（P143）

食事

□加工食品をやめる（P148）
□認知症の少ないブルーゾーンの食習慣をまねる（P151）
□脳機能改善効果が期待できる食材を摂る（P155）
□善玉菌の好物を食べる（P166）。
□「食べない時間」を1日の中で作る（P169）

生活行動

□瞑想（P173）
□口腔ケアで「歯周病」を防ぐ（P176）
□サウナでデトックス（P179）
□脳機能を高めるサプリメントを摂る（P182）
□指を動かす（P186）
□料理する（P187）
□クロスワードパズル（P188）
□ジャグリング（P189）
□カラオケ（P191）

おわりに

人生後半のQOLを上げるためには、認知機能をいかに維持できるかが重要

定期的にYouTube動画を配信していますが、その中で視聴回数の多い動画はなんといっても認知症に関連する動画です。将来の病気不安ということに関しては、多くの人が〝がん〟よりも心配しているのは「認知症」です。

身内や知り合いにたとえ〝がん〟と診断された人がいたり、治療していたとしても、多くの人はほとんど普段通りの生活を送ります。そして状況が悪化した場合は病院に入院し、大部分の人は病院で亡くなります。そのためがんという疾患に対して悪くなる経過を目の当たりにすることが少なく、あまり現実感が湧かないのかもしれません。

それに対して認知症は、その発症から悪化していく過程の大部分を家庭で見ることになります。これまで普通に楽しく話していた祖父母や親が、少しずつ怒りっぽくなったり、つじつまが合わない行動を取るようになり、寝たきり介護を長期にわたって行う、そして家族では手に負えなくなり施設に預けるなどを、身内で一人でも経験すれば、リアルな恐怖として心に刻まれます。２０２５年に65歳以上の５人に１人が認知症になるという予想を考えると、国民の半分以上の人が認知症を身近に感じており将来の恐怖を覚えている状況といえます。

しかし認知症が将来的にどんどん増えていく状況であったとしても、決してロシアンルーレットのように3～４人に１人の当たりが回ってくるわけではありません。現在では認知症を発症しやすい生活習慣というものが研究で報告されています。本書の内容を参考にして日々の生活をほんの少し改善するだけで、認知症のリスクを格段に下げることができるのは間違いありません。

加齢に伴い、すべての臓器の細胞の機能が低下し、体が変化していきます。この過程は「老化」と呼ばれ、生物としては避けることができません。徐々に老眼が進んだり、髪の毛が薄くなったり、走るのが遅くなったりすることは、程度が激しくない限りは「正常な」老化とみなされます。しかし老化に伴う機能の低下は、疾患によるものと非常に似ています。高齢者における軽度の認知機能低下は一般的であり、通常は正常な老化の一貫とみなされます。

この機能の低下には、新しい名前や言葉の覚えが難しくなることや、不注意になったり、物事を忘れることなども含まれます。認知症はこの程度が極端に激しくなった状態です。正常な老化であれば、たとえ１００歳になっても生活に困るような判断力の低下がおこることはありません。認知症が発症するということは、この老化が加速しすぎた結果とみなすことができます。そのため、たとえ認知症が発症しかけている段階であったとしても、なんとかこの途中の段階で進行を緩やかにする必要があります。

認知機能の維持には「刺激」と「笑顔」を増やす人間関係が大切

「フレイル」とはFrailty《フレイルティ》（虚弱）という英単語から作られた言葉で、健康な状態と要介護状態の中間に位置する状態をいいます。フレイルの要素には筋肉の衰えや活動性の低下、食事量の低下に伴う低栄養など肉体的な虚弱の要素が非常に大きなものを占めます。しかしフレイルを引きおこす要素として、認知機能やうつ傾向など精神心理的な要素、閉じこもりや孤独などの社会的な要素も相互にフレイル進行を助長するものとして認識されています。

認知機能の低下を緩やかにしていくためには、運動は欠かせません。歩くこと、座り続けないこと、筋肉を鍛えることが認知症へ至る老化にブレーキをかけることをもっと認識すべきです。

それと同時にもっと精神的な健康について認識を高める必要があります。よく笑う機会がある人は認知症のリスクが低いことが示されています（Geriatr Gerontol Int.2022）。

日本の65歳以上の高齢者1万2165名を対象として、笑う機会と認知症予防の影響を6年間追跡研究しました。その結果、笑う機会が多い人ほど、認知症リスクが低くなり、認知症予防につながることが示唆されました。友人と話をしているとき、子どもや孫と接しているときの笑いが特に効果的という結果でした。

ラジオを聞いて笑うことは認知症予防につながりますが、テレビを見て笑うことはリスク低下が少ないという結果でした。画像と音声で認知するテレビよりも、音だけで理解するラジオのほうがより認知機能を使っているのかもしれません。認知症になって言葉によるコミュニケーションができなくなっても、音楽を楽しみ、それに反応する能力は保たれます。

実際、認知症対策として、音楽が有効であるという結果も示されています（Front Med (Lausanne). 2020）。

認知症対策として、社会はもっとレクリエーション活動や音楽を聴くイベントを開催し、高齢者の笑顔を増やす活動に力を入れる必要があることも示唆されます。しかし個人としても、友人とカラオケに行くことなど、音を聞いたり笑顔を増やす機会を積極的に作るようにすることは重要です。

本当に気の合う人以外の人間関係をリセットすればストレスが大幅に軽減されるので、人生が進むにつれて煩わしい人間関係を清算していくことをよしとする風潮があります。しかし継続的に新しい刺激にさらされていくことは、脳機能を刺激し続ける上で不可欠です。新しい人と交流すれば、自然と笑顔を作らざるを得ません。人生100年時代が現実のものとなりつつあることを考えると、僕は人間関係を縮小させることだけが幸福になる道だとは考えていません。刺激と笑顔の双方の機会として新しい人間関係を築くことも忘れないようにしてほしいなと思います。

認知症予防としての「物の見方や捉え方」へのアプローチ

僕は、認知症対策は人生後半のＱＯＬ（クオリティオブライフ：人生の質）を維持する上で不可欠な取り組みであると考えています。これまで認知症の対策としての、物の見方や考え方について掘り下げて語られることはあまりなかったように思います。しかしストレスが脳神経細胞を壊すことは確実に証明されています。ストレスの一番の要因は人間関係ですから、他者に対してどのような反応をするかに対して、もっとよく考えてもらいたいのです。

培ってきた事象に対する捉え方、考え方というのはある種、その人の人生そのものです。過剰に他者や社会に対して反応してしまっている自分から、いたずらに批判をせず、あらゆるものに対して許容、感謝をするような考え方に、がらりと変えることは困難かもしれません。

僕自身は、他者に対して攻撃的で排他的だった考え方から、他者を許容して協調的で共感的な考え方にシフトすることで、これまでいつも抱えていたイライラやストレスがなくなりました。自分らしさやこれまでの考え方なんて思い切って捨て去ってみて、後半の人生は余計なストレスにさらされることなく、別の人生を生きるつもりでやってみることは案外面白いことなんじゃないかなと思います。

奥さんの賀子さんとともに50歳を超えた現在思うことは、将来長男の達也と次男の陽路に認知症で介護を頼まなくてよいように、しっかりと準備をしないといけないなということです。食事や運動にも十分気をつけて、認知症で介護を受けないようにしなくてはいけないと常々考えています。日本人の認知症を減らすには40代、50代からしっかりと対策を立てることが必要ですし、60代でも決して遅くはありません。

日常生活の中で良い刺激を浴び続けて、ストレスを半分にするように生活を組み立て直せば、将来の認知症と診断される人の割合を半分にすることは難しいことではありません。

2024年2月　石黒 成治

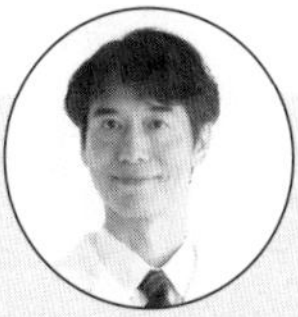

石黒成治

消化器外科医／ヘルスコーチ

1997年名古屋大学医学部卒。国立がん研究センター中央病院で大腸がん外科治療のトレーニング後、名古屋大学医学部附属病院、愛知県がんセンター中央病院（当時）、愛知医科大学病院に勤務。現在は予防医療を行う健康スクールを主宰しヘルスコーチとして活動中。YouTubeチャンネル「Dr Ishiguroの健康スクール」は登録者38万人超（2024年2月現在）。著書に『食べても太らず、免疫力がつく食事法』『医師がすすめる 少食ライフ』『不調を治す 血糖値が下がる食べ方』（すべてクロスメディア・パブリッシング）、『医師がすすめる 太らず 病気にならない 毎日ルーティン』『筋肉が がんを防ぐ。専門医式 1日2分の「貯筋習慣」』『専門医が教える がんにならない食事法』（すべてKADOKAWA）、翻訳書に『細胞が生き返る奇跡の「脂」食革命：体の"代謝システム"を変える食事法 』（三笠書房）がある。

Dr IshiguroのYouTubeチャンネル
https://www.youtube.com/c/guroguro114

好評発売中

『医師がすすめる 太らず 病気にならない 毎日ルーティン』
『筋肉が がんを防ぐ。専門医式 1日2分の「貯筋習慣」』
『専門医が教える がんにならない食事法』

スタッフ
デザイン／西垂水敦・市川さつき（krran）
DTP／山本秀一・山本深雪（G-clef）
イラスト／市村譲
校正／麦秋アートセンター
企画・編集／鈴木聡子

認《にん》知《ち》症《しょう》にならない
ストレスマネジメント
医《い》師《し》が実践《じっせん》する脳《のう》ダメージをはねのける方法《ほうほう》

2024年4月11日　初版発行

著　者　石黒《いしぐろ》 成治《せいじ》
発行者　山下 直久
発　行　株式会社KADOKAWA
〒102-8177　東京都千代田区富士見2-13-3
電話 0570-002-301（ナビダイヤル）
印刷所　大日本印刷株式会社
製本所　大日本印刷株式会社

●お問い合わせ
https://www.kadokawa.co.jp/（「お問い合わせ」へお進みください）
※内容によっては、お答えできない場合があります。
※サポートは日本国内のみとさせていただきます。
※Japanese text only

定価はカバーに表示してあります。

ISBN 978-4-04-606876-7 C0030